INTERPRETACIÓN DEL ELECTROCARDIOGRAMA DE PACIENTES CON BRADIARRITMIAS Y MARCAPASOS

Roberto Casola Crespo

Camagüey, 2015

Interpretación del electrocardiograma de pacientes con bradiarritmias y marcapasos

Dr. Roberto Casola Crespo

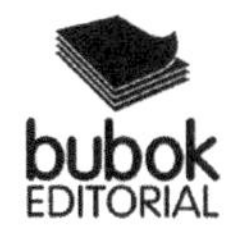

bubok
EDITORIAL

Sobre el autor

Dr. Roberto Casola Crespo. Especialista en segundo grado en cardiología. Profesor auxiliar. Máster en urgencias médicas. Hospital Universitario Manuel Ascunce Domenech de Camagüey. Universidad de Ciencias Médicas de Camagüey Carlos J. Finlay. Jefe provincial de la actividad de marcapasos y arritmias desde el año 2002. Ha publicado varios artículos y múltiples presentaciones en jornadas científicas, es coordinador de cursos y entrenamientos de implantación de marcapasos y coautor de otros textos. Asimismo, ha realizado software educativo en marcapasos.

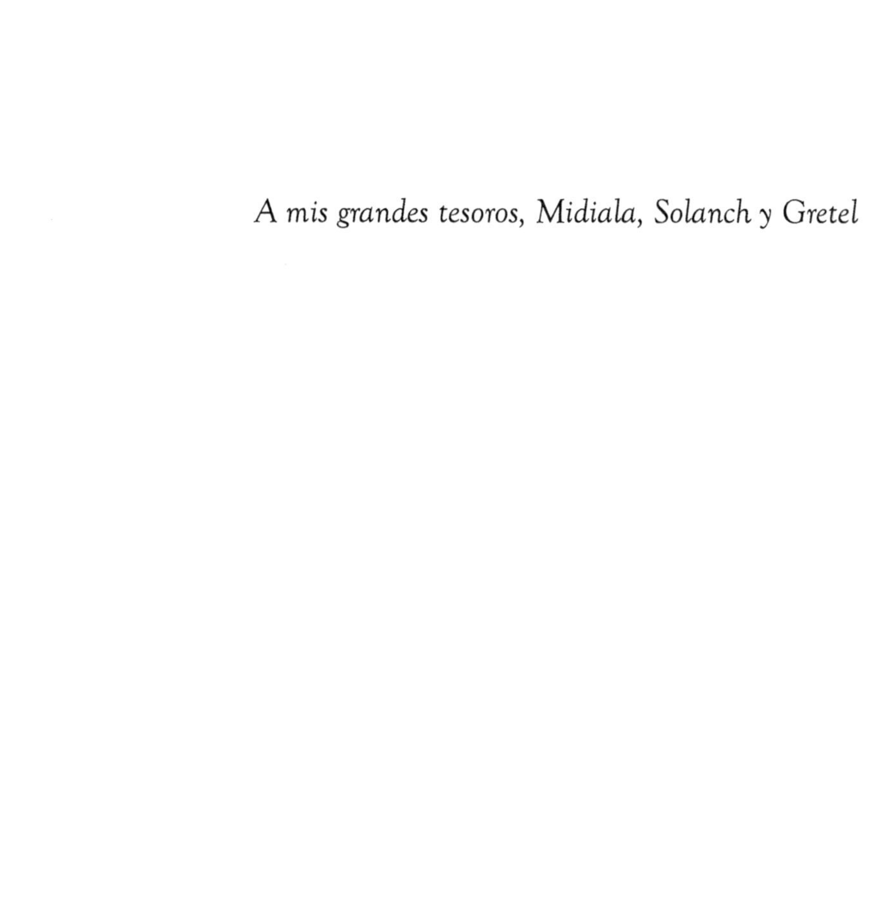

A mis grandes tesoros, Midiala, Solanch y Gretel

Abreviaturas, siglas y símbolos empleados

AV	Auriculoventricular
CVP	Complejo ventricular prematuro
DII	Derivación estándar DII
ECG	Electrocardiograma
IAM	Infarto agudo del miocardio
P	Onda electrocardiográfica que se corresponde con la despolarización simultánea de ambas aurículas
PR	Intervalo de tiempo entre el principio de la onda P y el inicio del QRS
QRS	Ondas electrocardiográficas correspondientes a la despolarización simultánea de ambos ventrículos
QT	Intervalo de tiempo entre el principio del QRS y el final de la onda T
RR	Intervalo de tiempo entre dos ondas R sucesivas
T	Onda electrocardiográfica que se corresponde con la repolarización simultánea de ambos ventrículos
TP	Intervalo de tiempo entre el final de la onda T y el inicio de la P siguiente
V1	Derivación precordial V1
V6	Derivación precordial V6
cm	centímetro
g	gramo
Hg	mercurio
lat./min	latidos por minuto

min	minuto
mm	milímetro
mmHg	milímetros de mercurio
ms	milisegundo
mV	milivoltio
s	segundo
V.	Volts
>	mayor
<	menor
/	por

ÍNDICE

Prefacio

En la actualidad cada día es mayor el número de personas que sobrepasan la octava década, barrera cronológica que el hombre ha situado como límite de la vida, convirtiéndose el envejecimiento en uno de los mayores logros de la humanidad y a la vez en un gran problema, sobre todo para la ciencia médica si esta no es capaz de brindar soluciones a las situaciones que del mismo se derivan.

Uno de esos problemas lo constituyen los bloqueos cardiacos, enfermedad con una alta incidencia en el grupo poblacional de la tercera edad cuya única alternativa de tratamiento es la implantación de un marcapasos. La efectividad de este proceder ha quedado demostrada en términos de morbi-mortalidad y en la calidad de vida de los pacientes afectados. El impetuoso desarrollo científico-técnico de estos generadores ha conllevado una gran diversidad de trazados en los registros electrocardiográficos, lo cual hace muy difícil la interpretación del electrocardiograma de estos enfermos en el trabajo asistencial de los galenos.

En este libro se realiza una revisión bibliográfica de las indicaciones de marcapasos transitorio y permanente que permite enunciar consideraciones y algoritmos propios para la toma de decisiones a la hora de implantar un dispositivo tanto temporal como definitivamente. Se muestran, además, trazados electrocardiográficos de pacientes con bradiarritmias y marcapasos permanente y su correspondiente diagnóstico e interpretación.

Esta obra está dirigida a cardiólogos que comienzan a especializarse en arritmias y marcapasos, especialistas en terapia intensiva y a médicos generales integrales que atienden a pacientes portadores de estos dispositivos.

Dr. Roberto CASOLA

A manera de introducción

En el año 1839, el checo Jan E. Purkinje descubrió unas estructuras en el corazón con capacidad para generar y conducir estímulos eléctricos que se conocen por su apellido como fibras de Purkinje. En 1893, en Suiza, Wilhem His describió un haz de estructuras orgánicas que lleva su apellido. De forma independiente y al unísono, en 1906, por un lado Sunao Tawara en Japón y por otro Karl A. Ludwig Aschoff en Alemania localizaron el nodo auriculoventricular o de Aschoff-Tawara, llamados así en honor a sus descubridores. Al año siguiente, el escocés Arthur Keith y el inglés Martin Flack describieron el nodo sinusal o de Keith-Flack, quedando de esta manera explicado el sistema excitoconductor del corazón.

Estos descubrimientos permitieron que en 1926 el anestesiólogo Mark C. Lidwell junto al físico Edgar H. Both, en Sídney, Australia, crearan un dispositivo portátil que se aplicó por primera vez para revivir a un niño que había nacido muerto, y cuyo corazón volvió a latir después de diez minutos de estimulación con el aparato.

De forma independiente, en 1932, el fisiólogo norteamericano Albert S. Hyman diseñó un aparato al cual denominó «marcapasos artificial», término que se usa hasta hoy, capaz de estimular el corazón, pero se probó solo en animales.

Después de estos hallazgos hubo un silencio total en la literatura médica durante dos décadas e incluso no se recogieron datos del uso de la innovación de Hyman en humanos, hecho que tal vez obedeciera a la opinión pública de la época, la cual giraba en torno a la idea de que se estaba interfiriendo en la naturaleza al tratar de revivir a los muertos.

En 1952, el cardiólogo estadounidense Paul M. Zool presentó al mundo el primer marcapasos de estimulación transcutánea. Posteriormente, en 1958, el ingeniero electrónico colombiano Jorge Reynolds Pombo fabricó el primer marcapasos externo para estimular el corazón con electrodos internos. Estas dos invenciones dieron paso a que ese propio año, en Suecia, el cirujano Åke Senning y el ingeniero electrónico Rune Elmqvist implantaran totalmente dentro del cuerpo humano el primer marcapasos, suceso de gran connotación a nivel mundial. El paciente beneficiado fue Arne Larsson, de 43 años de edad, quien murió en 2001 a los 86 años, tras haber necesitado 22 marcapasos.

En 1962 el norteamericano Parsonnet comenzó la estimulación del corazón con el electrodo por vía transvenosa, hecho que simplificó la técnica y amplió su aplicación a escala global.

El primer implante en Cuba fue realizado en 1964 por el profesor Julio Noel González Jiménez en el Instituto de Cardiología y Cirugía Cardiovascular de La Habana. En la provincia de Camagüey, el primer dispositivo se implantó en 1978 por el profesor Joaquín Bueno Leza, proceder que continúa realizándose en el territorio con una frecuencia de alrededor de doscientas intervenciones anuales. La profesionalidad y ejemplo del doctor Lázaro Ramírez Lana y la experiencia adquirida en más de tres décadas de trabajo permitieron en buena medida la realización de este libro.

Dr. Roberto Casola

Capítulo I
Interpretación del electrocardiograma de pacientes con bradiarritmias

En la actualidad las bradiarritmias cardiacas representan un gran problema de salud en el mundo debido a su incidencia, morbilidad y mortalidad, pero a la vez los avances tecnológicos en las últimas décadas permiten un tratamiento invasivo de las mismas, revirtiendo su impacto negativo.

Estamos en presencia de una bradiarritmia cuando la frecuencia auricular, ventricular o ambas están por debajo de 60/min, pero como a los ventrículos les corresponde más del 75 % del gasto cardiaco total, se toma la frecuencia ventricular como referencia de la frecuencia cardiaca.

Para diagnosticarla es esencial el trazado electrocardiográfico (ECG) y su correcta interpretación. Este registro puede ser convencional (12 derivaciones-habitual), transesofágico o intracavitario. En este último el registro se toma directamente del endocardio auricular o ventricular, obteniéndose un electrograma en lugar de un electrocardiograma, en el cual el registro es indirecto.

El ECG es un recurso que se encuentra en todas las unidades asistenciales con servicio de urgencias. Por su disponibilidad se facilita la investigación complementaria inofensiva de las bradiarritmias, pero se debe tener en cuenta la versatilidad en sus diseños, pues muchas veces no realizar una adecuada programación del equipo impide ver con claridad las ondas del electrocardiograma y por tanto se pueden cometer errores diagnósticos.

Recomiendo hacer un ECG convencional de 12 derivaciones, con toma de varios ciclos continuos en la derivación donde mejor se grafique la onda P (generalmente DII). La calibración estándar es: velocidad de barrido del papel a 25 mm/s y la amplitud de la onda de 10 mm/mV por cada milivoltio que sense el equipo. Esta calibración puede ser modificada en algunas circunstancias para observar mejor las ondas del electrocardiograma; la amplitud se puede aumentar al doble (estandarización 2) o disminuir a la mitad (estandarización ½) y la velocidad de barrido puede aumentarse a 50 mm/s.

Para interpretar una bradiarritmia cardiaca deberán contestarse en un orden escalonado las preguntas siguientes:
1. ¿Cuál es la frecuencia ventricular?
Si esta es menor de 60/min, estamos en presencia de una bradiarritmia.
2. ¿Existe onda P en el trazado electrocardiográfico?
a) De no observarse la onda P, ¿qué otro tipo de actividad auricular se grafica: ondas de *flutter*, de fibrilación auricular, de la unión auriculoventricular o ectópica?
El posible diagnóstico sería uno de estos: *flutter*, fibrilación auricular, ritmo de la unión o auricular, con respuesta ventricular lenta.
b) Si se registra la onda P, ¿cuál es la relación de la onda P con los complejos QRS?
Si por cada onda P hay un complejo QRS y el intervalo PR es normal, estamos en presencia de una bradicardia sinusal, y si el PR es prolongado pero constante, se trata de un bloqueo AV de primer grado.
Hay más ondas P que complejos QRS:
—Si el intervalo PR se prolonga sucesivamente con cada actividad cardiaca hasta que una onda P no va seguida de un complejo

QRS y se repite el fenómeno sucesivamente, estamos en presencia de un bloque AV de segundo grado tipo Mobitz I.

—Si el intervalo PR es normal o prolongado pero de duración constante y de cuando en cuando en el registro del ECG se observa una onda P que no va seguida de un complejo QRS, se corresponde con un bloqueo AV de segundo grado Mobitz II.

—Si no hay relación entre las ondas P y los complejos QRS, es decir, si se observan más ondas P que complejos QRS y la distancia que se grafica de las ondas P con respecto a los complejos QRS varía constantemente, se relaciona con un bloqueo AV de tercer grado.

3. ¿Existen ondas P o complejos QRS con morfología diferente al ritmo de base del paciente, asociado a pausas que requieren explicación?

Se reconoce la pausa en el ECG porque falta la inscripción en el trazado de la onda P, el complejo QRS y la onda T correspondientes a un latido ventricular, en el momento y sitio esperado que le corresponde en relación con la frecuencia sinusal de base del paciente. Esta pausa es interrumpida por un latido sinusal normal o ritmo de sustitución (escape). Se registra como una línea isoeléctrica de mayor o menor duración según las causas que la provocaron, las cuales pueden ser:

—Paro sinusal: la pausa no es múltiplo de la longitud del ciclo de base y por lo general es interrumpida por un latido de escape subsidiario.

—Bloqueo sinoauricular: la pausa sí es múltiplo de la longitud del ciclo de base y por lo general es interrumpida por un latido sinusal normal.

Estos bloqueos sinoauriculares, al igual que los AV, tienen tres grados, pero con diferente traducción en el ECG:

—Bloqueo sinoauricular de primer grado. Este trastorno eléctrico (por el corto tiempo de retardo del impulso sinusal en alcanzar la masa ventricular) no tiene traducción en el ECG, por lo que no se inscribe.

—Bloqueo sinoauricular de segundo grado. Este sí se inscribe, y puede ser:

a) Tipo Mobitz I. Se reconoce en el ECG por acortamiento progresivo del intervalo PP, el impulso bloqueado produce una pausa larga menor que el múltiplo del intervalo PP precedente, el intervalo PP pospausa es de mayor duración que el intervalo PP prepausa.

b) Tipo Mobitz II. Se observa una pausa sin variaciones previas del intervalo PP y esta es múltiplo del intervalo PP precedente.

A continuación se muestran trazados electrocardiográficos de pacientes con bradiarritmias.

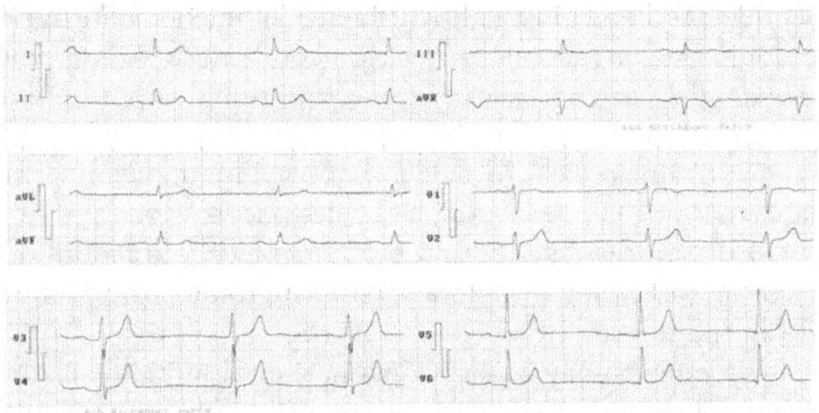

Fig. 1.1. Diagnóstico: bradicardia sinusal más PR ligeramente prolongado.[1]

---

1. Todas las imágenes de los ECG que aparecen en esta obra han sido elaboradas por el autor.

Interpretación: trazado de 12 derivaciones. Cada P va seguida de un QRS, el PR es constante y ligeramente prolongado (0,22 s). Existe equidistancia del intervalo PP y RR, la frecuencia de estos dos intervalos es la misma. El espacio TP es prolongado y la frecuencia cardiaca es de 45/min.

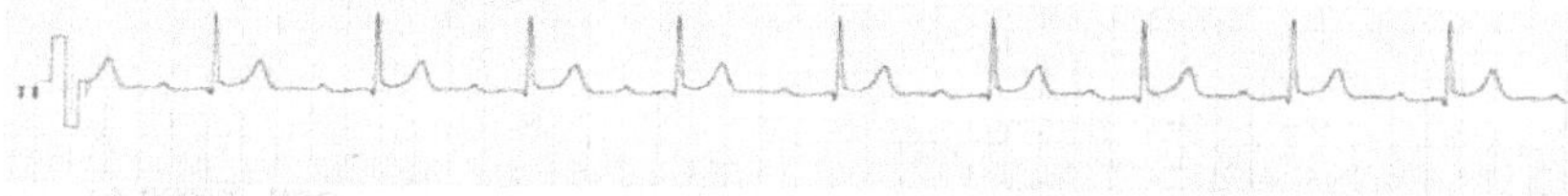

Fig. 1.2. Diagnóstico: bloqueo auriculoventricular de primer grado.

Interpretación: trazado DII con varios ciclos continuos. Cada P va seguida de un QRS, la frecuencia cardiaca es normal, el PR es de 0,30 s y constante.

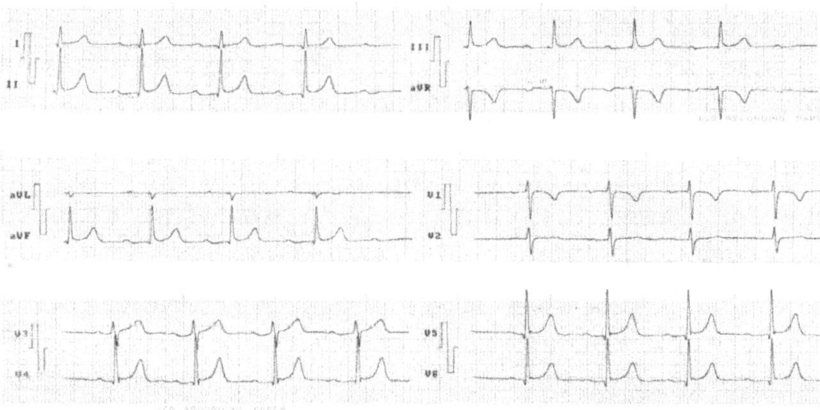

Fig. 1.3. Diagnóstico: bloqueo auriculoventricular de primer grado.

Interpretación: trazado de 12 derivaciones. Cada P va seguida de un QRS, la frecuencia cardiaca es normal, el PR es de 0,28 s y constante, es decir no se modifica con cada complejo que estimula (PR normal entre 0,12 y 0,20 s).

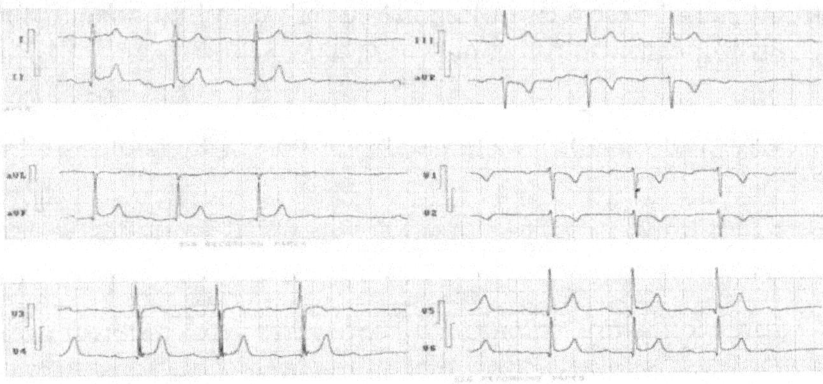

Fig. 1.4. Diagnóstico: bloqueo auriculoventricular de segundo grado tipo Mobitz I.

Interpretación: trazado de 12 derivaciones (equipo programado para registrar las 12 derivaciones al unísono). El PR del complejo inicial es de 0,26 s, el del segundo es de 0,30 s y el del tercero es de 0,34 s (este alargamiento progresivo del PR se conoce como fenómeno de Wenckebach), hasta que aparece una cuarta P que no va seguida de QRS (esta P fallida-bloqueada se conoce como fenómeno Luciani), observándose una pausa al final del trazado que corresponde a los ventrículos no estimulados porque el impulso es bloqueado. Un detalle importante es que los intervalos PP son constantes, mientras que los intervalos RR sucesivos antes del bloqueo son cada vez menores. Esto se debe a que el intervalo PR es progresivamente mayor, mientras que el incremento entre latido y latido (RR) es de manera proporcional cada vez menor. La pausa que genera la P bloqueada es igual a dos ciclos sinusales, menos la suma de todos los incrementos.

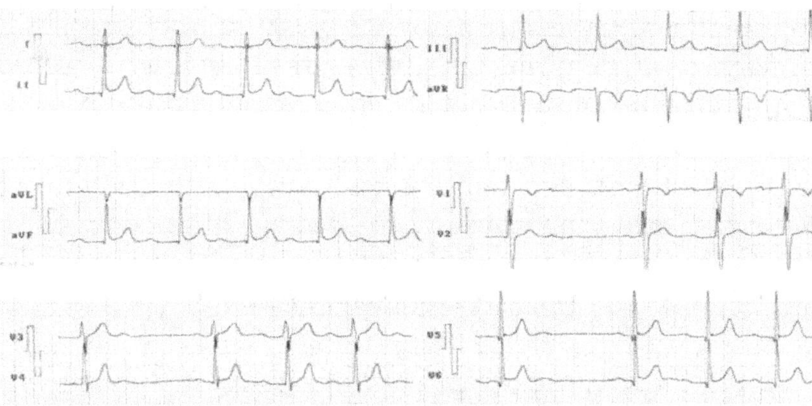

Fig. 1.5. Diagnóstico: bloqueo auriculoventricular de segundo grado tipo Mobitz I.

Interpretación: trazado de 12 derivaciones (equipo programado para registrar las derivaciones de miembros y las precordiales en dos tiempos diferentes). ECG del mismo paciente que se recoge en la *figura 1.4* con la diferencia de que la pausa se observa al inicio del trazado y solo en las precordiales. Debe tenerse en cuenta la programación del equipo para ver con claridad las ondas del electrocardiograma y no cometer errores diagnósticos.

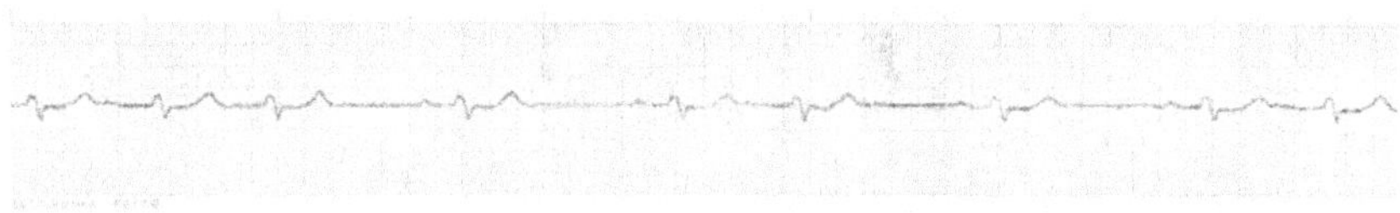

DII

Fig. 1.6. Diagnóstico: bloqueo auriculoventricular de segundo grado tipo Mobitz I.

Interpretación: trazado DII con varios ciclos continuos. Se observa que el número de impulsos conducidos antes del bloqueo es variable. El intervalo PP es constante durante toda la tira (se ha de medir con compás). En ocasiones el PR se alarga tanto de forma progresiva que no se observa la P en algunos ciclos porque coincide en el tiempo con la onda T, inscribiéndose sobre ella como una ligera melladura. Cuando no se observa con claridad la onda P en un ECG de 12 derivaciones, es importante la realización de una derivación con varios ciclos continuos donde mejor se observe esta onda (generalmente DII) para no cometer errores diagnósticos.

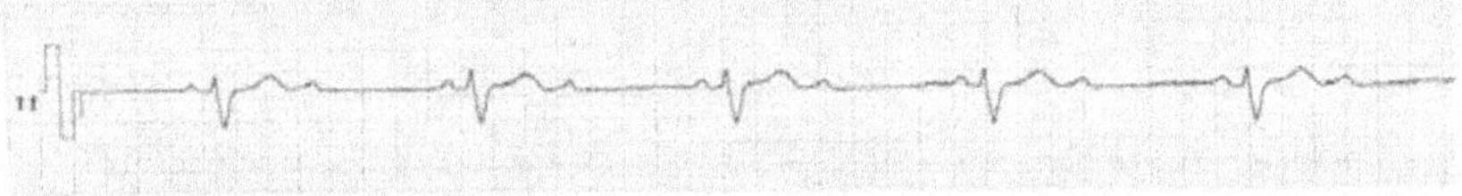

Fig. 1.7. Diagnóstico: bloqueo auriculoventricular de segundo grado tipo 2 a 1.

Interpretación: trazado DII con varios ciclos continuos. La relación P-QRS es de dos ondas P para un QRS (una P conduce y la siguiente es fallida). Los intervalos PP y RR son equidistantes, pero la frecuencia ventricular es menor (es exactamente la mitad de la frecuencia auricular). Los QRS son anchos, indicio de mayor gravedad dentro de los bloqueos de segundo grado.

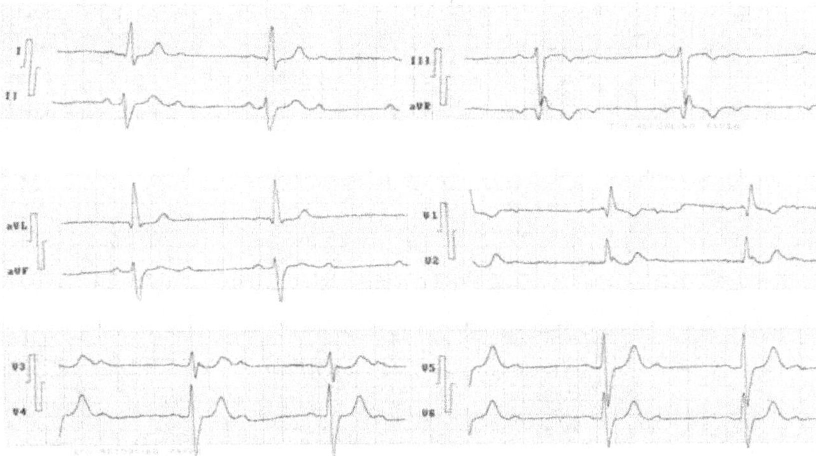

Fig. 1.8. Diagnóstico: bloqueo auriculoventricular de segundo grado tipo 2 a 1.

Interpretación: trazado de 12 derivaciones (equipo programado para registrar las derivaciones de miembros y las precordiales en dos tiempos diferentes). Cumple las mismas características que la interpretación de la *figura 1.7*, pero en este trazado, en el cual solo se recogen dos ciclos continuos, se hace difícil afirmar el diagnóstico.

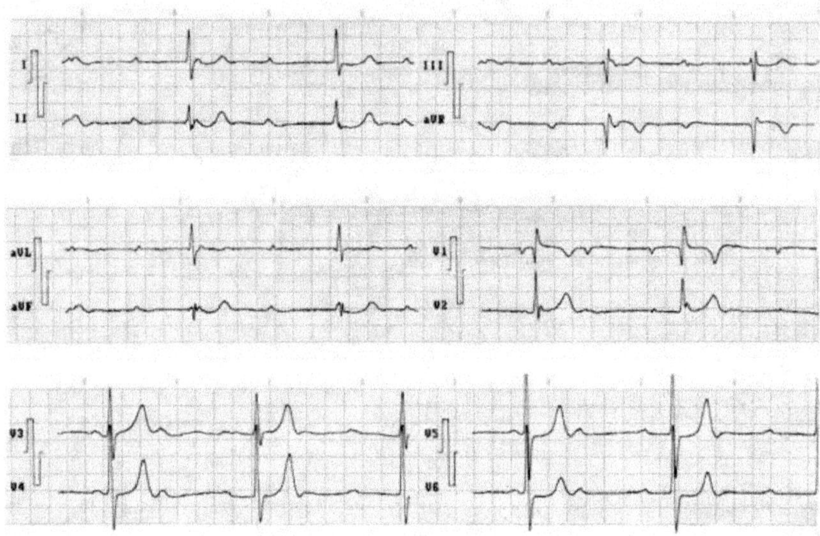

Fig. 1.9. Diagnóstico: bloqueo auriculoventricular de tercer grado con QRS estrecho.

Interpretación: trazado de 12 derivaciones (equipo programado para registrar las derivaciones de miembros y las precordiales en dos tiempos diferentes). No existe relación P-QRS, la distancia varía constantemente. Los intervalos PP y RR son equidistantes, con una frecuencia ventricular menor, pero sin relación matemática con la frecuencia auricular porque existe disociación auriculoventricular completa (ningún impulso auricular pasa a los ventrículos). Se observan más P que QRS. Los complejos QRS duran 0,08 s.

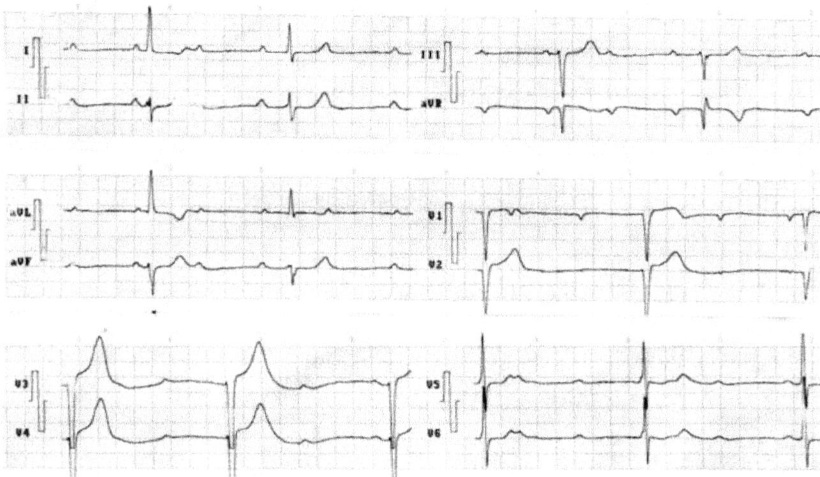

Fig. 1.10. Diagnóstico: bloqueo auriculoventricular de tercer grado con QRS estrecho.

Interpretación: trazado de 12 derivaciones (equipo programado para registrar las derivaciones de miembros y las precordiales en dos tiempos diferentes). Misma interpretación electrocardiográfica que la *figura 1.9*. Los complejos QRS duran 0,08 s y eje eléctrico a la izquierda con S en V5 y V6, en relación con bloqueo fascículo anterior izquierdo del haz de His (BFAIHH).

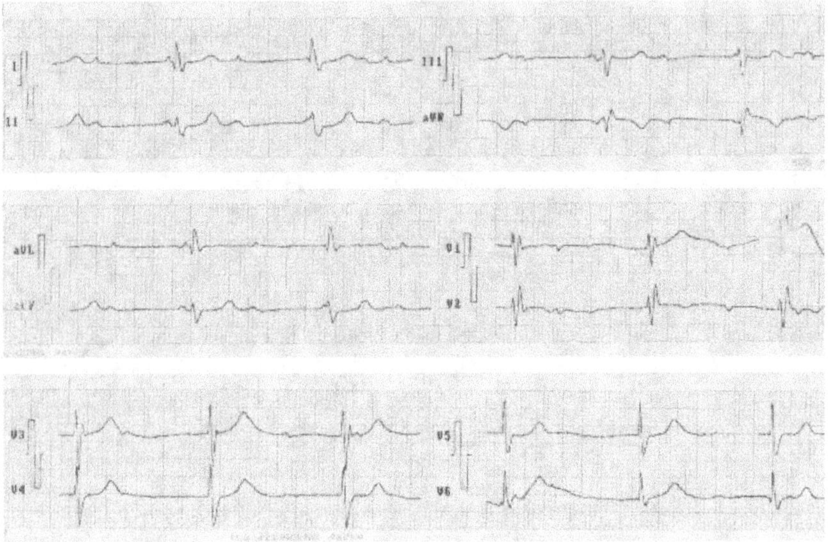

Fig. 1.11. Diagnóstico: bloqueo auriculoventricular de tercer grado con QRS ancho y morfología de bloqueo de rama derecha del haz de His (BRDHH).

Interpretación: trazado de 12 derivaciones (equipo programado para registrar las derivaciones de miembros y las precordiales en dos tiempos diferentes). Misma interpretación electrocardiográfica que la *figura 1.9*. Los complejos QRS duran 0,14 s con onda s en DI y morfología en V1 rSs en relación con BRDHH.

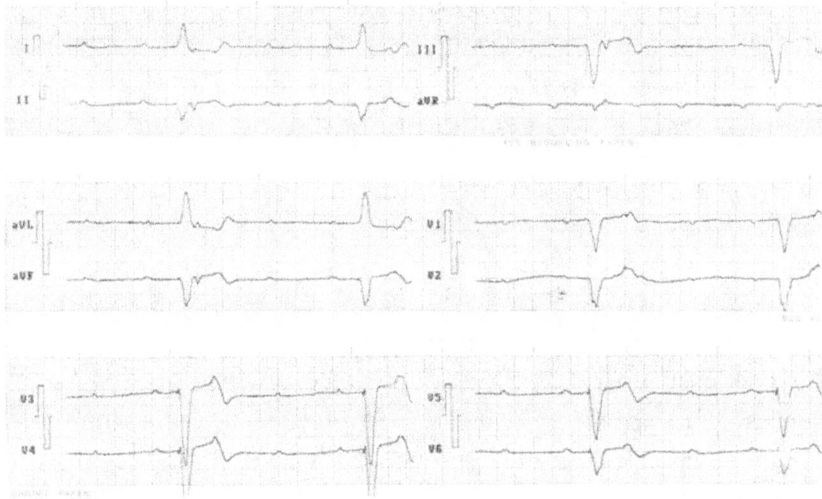

Fig. 1.12. Diagnóstico: bloqueo auriculoventricular de tercer grado con QRS ancho y morfología de bloqueo de rama izquierda del haz de His (BRIHH).

Interpretación: trazado de 12 derivaciones (equipo programado para registrar las 12 derivaciones al unísono). Misma interpretación electrocardiográfica que la *figura 1.9*. Los complejos QRS duran 0,16 s con morfología de BRIHH. Frecuencia cardiaca de 30/min y QRS muy ancho (elementos electrocardiográficos de muy mal pronóstico).

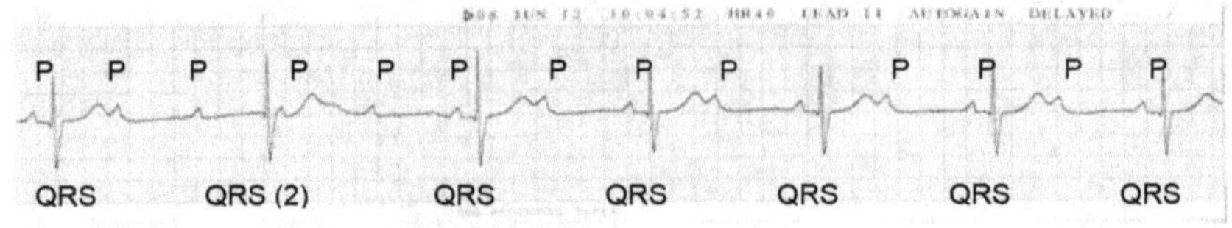

Fig.1.13. Diagnóstico: coinciden bloqueo auriculoventricular de tercer grado y de segundo grado 2 a 1 con QRS estrecho.

Interpretación: trazado DII con varios ciclos continuos. Inicialmente se observa disociación auriculoventricular, no hay relación entre las P y el complejo QRS siguiente (2), obsérvese que por detrás de este complejo se aprecia una onda P que se inscribe en el segmento ST y lo deforma. Posteriormente una P conduce y otra no, manteniéndose la relación 2 a 1, es decir, dos P por cada QRS (bloqueo de segundo grado 2 a 1).

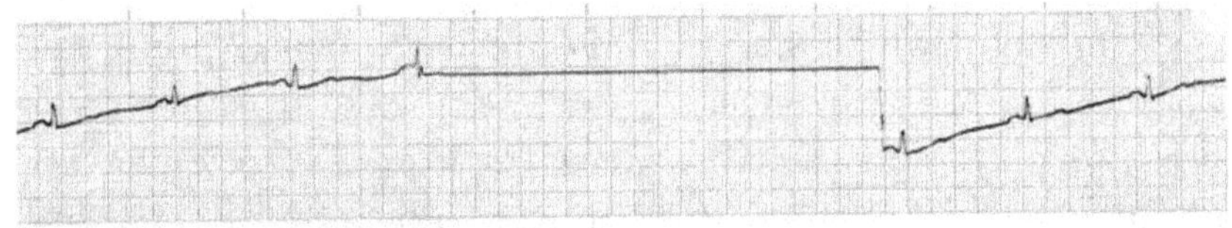

DII

Fig. 1.14. Diagnóstico: síndrome del seno carotídeo (paro sinusal).

Interpretación: trazado DII con varios ciclos continuos. Inicialmente se observan ciclos cardiacos normales, hasta que aparece una línea isoeléctrica entre dos complejos normales (paro sinusal). Este fenómeno apareció en el paciente al hacer masaje sobre el seno carotídeo.

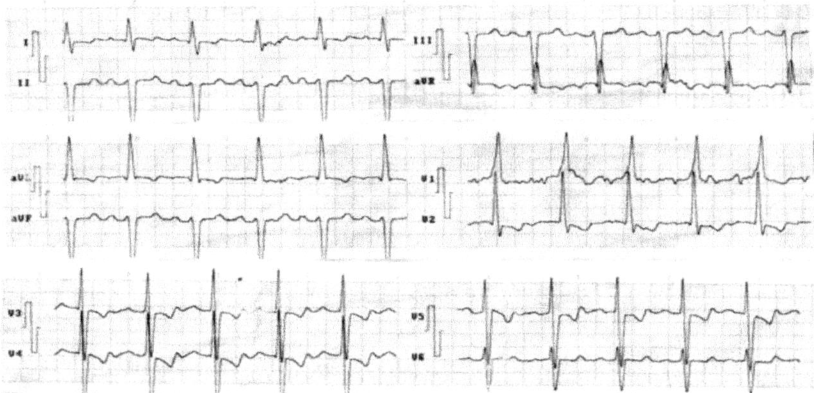

Fig. 1.15. Diagnóstico: BRDHH + BFAIHH + PR 0,22 s (bloqueo trifascicular).

Interpretación: trazado de 12 derivaciones (equipo programado para registrar las 12 derivaciones al unísono). Obsérvese la duración del QRS (0,12 s) con onda S en DI y también en V1 en relación con BRDHH. Eje eléctrico a la izquierda con onda S profunda en V5 y V6 (BFAIHH). PR en 0,22 s y constante. Se resume como bloqueo trifascicular.

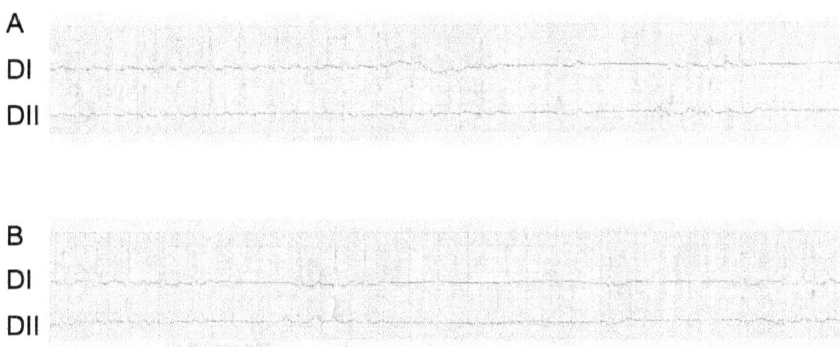

Fig. 1.16. Diagnóstico: síndrome de Taqui-Bradi.

Interpretación: trazado DI y DII al unísono con varios ciclos continuos. Las dos tiras pertenecen a un mismo paciente, pero en momentos diferentes al registro. En el trazado A se observa paroxismo de fibrilación auricular autolimitada con respuesta ventricular rápida, que alterna con bradicardia sinusal (una pausa después del paroxismo que es interrumpida por un complejo P-QRS). En el trazado B se observa inicialmente paroxismo autolimitado de fa. con respuesta ventricular rápida que es interrumpido por una pausa seguida de ritmo sinusal. El segundo paroxismo es seguido de una pausa de más de tres segundos (paro sinusal) saliendo con un latido de escape. Obsérvese que el QRS no se deforma pero no está precedido de onda P, por lo que se originó al nivel de la unión auriculoventricular (marcapasos subsidiario).

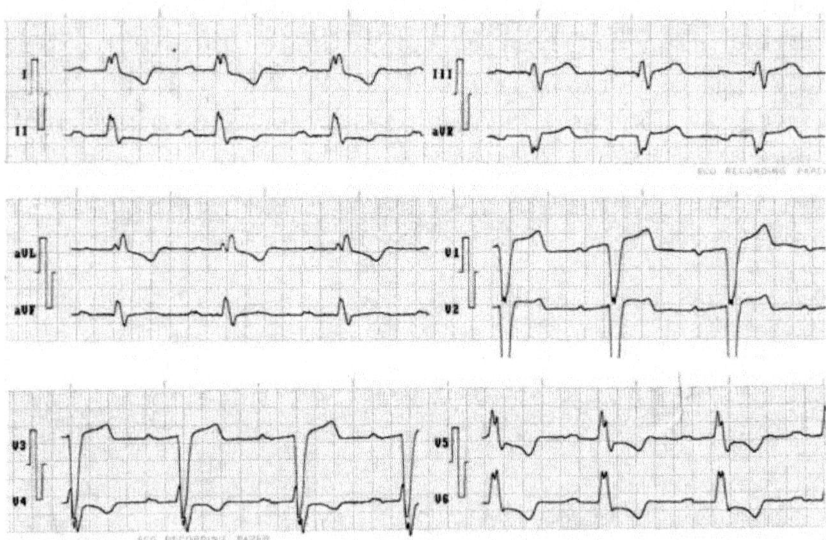

Fig. 1.17. Diagnóstico: BRIHH + PR 0,36 s (bloqueo trifascicular).

Interpretación: trazado de 12 derivaciones (equipo programado para registrar las 12 derivaciones al unísono). Obsérvese la duración del QRS (0,12 s) y morfología aberrante con T y segmento ST oponente al vector principal del QRS (BRIHH). PR en 0,36 s y constante. Se resume como bloqueo trifascicular.

Capítulo II
Consideraciones sobre marcapasos[2]

Los marcapasos permanentes son pequeños (de un peso aproximado de 30 g) y se colocan casi siempre en la región pectoral derecha o izquierda, en dependencia de la mano dominante del paciente o la preferencia del cirujano. El estímulo que generan viaja al corazón a través de uno o varios electrodos que son introducidos por el sistema venoso, hasta llegar a una o varias cámaras cardiacas (aurícula derecha, ventrículos derecho e izquierdo) de forma independiente en cada cavidad, por lo que se conocen como estimulación unicameral, bicameral o tricameral (cardiorresincronizador) (*fig. 2.1*).

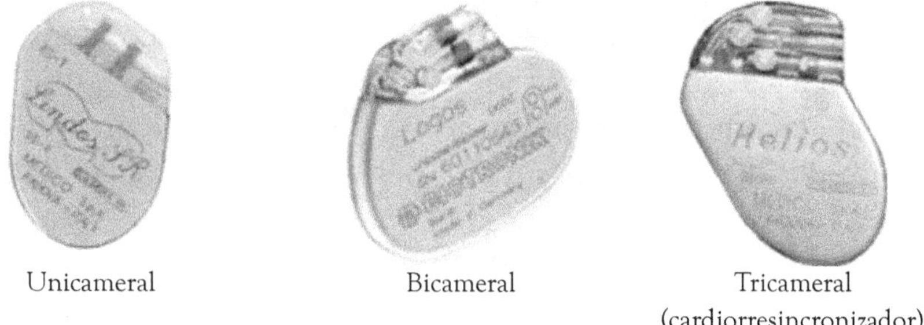

Fig. 2.1. Diferentes tipos de marcapasos. Fotografías del autor.

Para facilitar la comprensión de la variedad de los sistemas de marcapasos y los diferentes modos de estimulación cardiaca se identifican internacionalmente con el código de las cinco letras (Zayas, 2009: 14), el cual se muestra a continuación:

---

2. Capítulo escrito en colaboración con la doctora Adilma Soares.

I Cámara estimulada	II Cámara sensada	III Respuesta al sensado	IV Modulación de frecuencia	V Estimulación multisitio
A: Aurícula	**A:** Aurícula	**I:** Inhibida	**R:** Respuesta frecuencia	**A:** Aurícula
V: Ventrículo	**V:** Ventrículo	**T:** Disparada	**O:** Ninguna respuesta	**V:** Ventrículo
D: Doble (aurícula y ventrículo)	**D:** Doble (aurícula y ventrículo)	**D:** Doble (aurícula y ventrículo)	—	**D:** Doble (aurícula y ventrículo)
O: Ninguna cámara	**O:** Ninguna cámara	**O:** Ninguna cámara	—	**O:** Ninguna cámara

Tabla 2.1. Código de las cinco letras (cf. Zayas, 2009: 14).

El marcapasos solo tiene una opción de programación en cada columna. La primera identifica la o las cámaras que estimula, la segunda se refiere a la o las cámaras sensadas. En la tercera el generador, según su programación, puede inhibirse (letra I) o estimular (letra T); ante un complejo auricular o ventricular sensado o ante un mismo complejo sensado puede tener doble respuesta: inhibirse y estimularse (letra D), como sucede en los marcapasos secuenciales, en los que ante una actividad auricular propia por encima de la frecuencia básica del generador, este se inhibe, espera un tiempo (intervalo PV) y, si no alcanza los ventrículos, entonces los estimula. La cuarta columna se refiere a la función biológica, es decir, a la capacidad del generador de aumentar su frecuencia de estimulación por encima de la básica cuando sensa actividad muscular del paciente. Esta función viene apagada (*off*) y no todos los dispositivos la incluyen. La quinta posición representa cuando el dispositivo estimula varias cámaras como tratamiento de la insuficiencia cardiaca (terapia de resincronización).

Las tres primeras letras son las más usadas, ya que las últimas pueden o no estar incorporadas en el marcapasos. Los modos de estimulación más habituales son:

—AAI: estimula la aurícula, sensa dicha cámara y se inhibe por la actividad auricular espontánea.

—VVI: estimula el ventrículo, sensa dicha cámara y se inhibe por la actividad ventricular espontánea.

—DDD: estimula la aurícula y el ventrículo, sensa ambas cámaras y es capaz de inhibirse y estimular ante un mismo estímulo propio sensado.

—VDD: estimula el ventrículo, sensa ambas cámaras y es capaz de inhibirse y estimular ante un mismo estímulo propio sensado.

—La cuarta letra (R) significa que el marcapasos puede aumentar su frecuencia de estimulación de acuerdo a la actividad física que esté realizando el paciente. No todos los marcapasos cuentan con esta función.

—La quinta letra se refiere a los resincronizadores, estimulan la aurícula derecha y a ambos ventrículos.

A continuación se encuentran unos ejemplos de trazados electrocardiográficos que muestran los modos de estimulación más frecuentes (*figs. 2.2, 2.3, 2.4 y 2.5*):

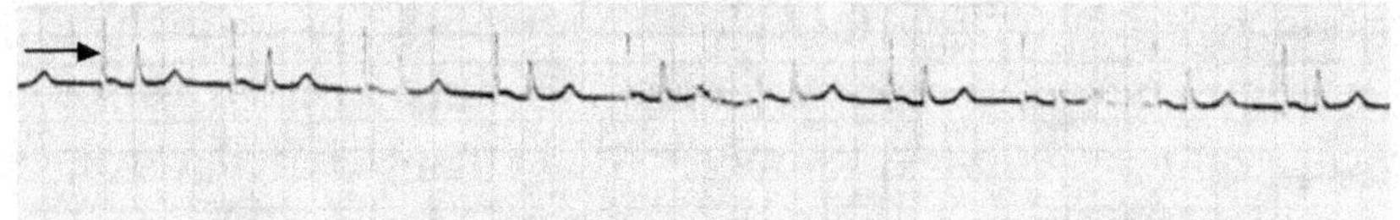

DII

Fig. 2.2. Modo de estimulación AAI. En la imagen, la flecha (→) indica la espiga auricular.

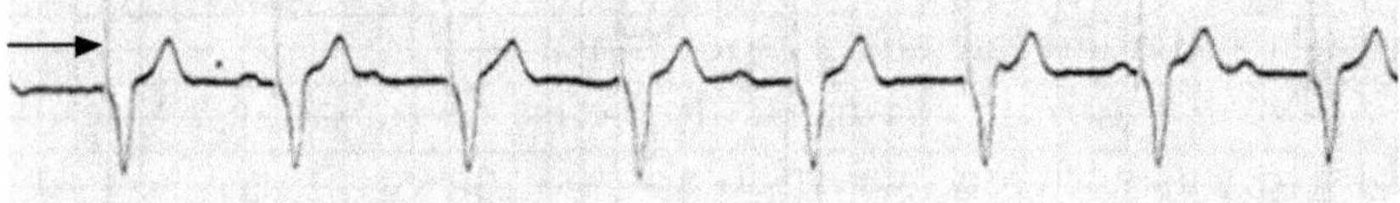

DII

Fig. 2.3. Modo de estimulación VVI. En la imagen, la flecha (→) indica la espiga ventricular.

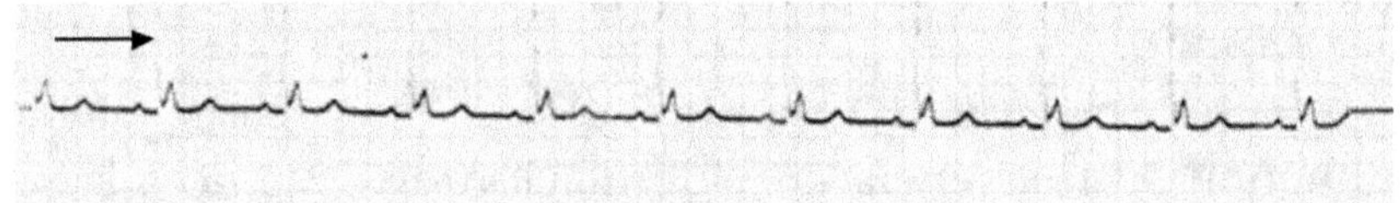

DII

Fig. 2.4. Modo de estimulación VDD. En la imagen, la flecha (→) indica la espiga ventricular.

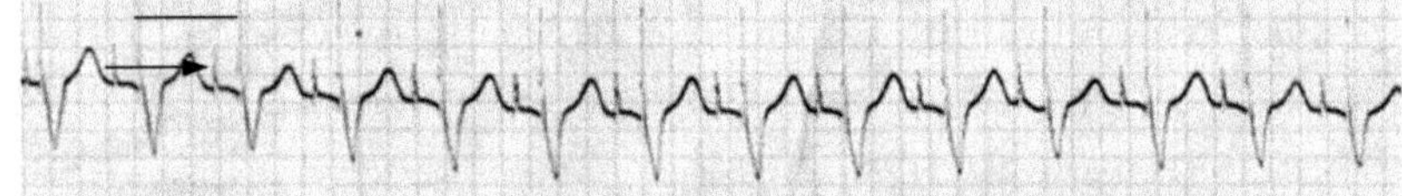

DII

Fig. 2.5. Modo de estimulación DDD. En la imagen, la flecha (→) indica la espiga auricular y la raya (———), la espiga ventricular.

Mediante un programador (*fig. 2.6*) compatible con cada casa fabricante del dispositivo se pueden identificar y realizar cambios reversibles de las diferentes funciones del generador (telemetría).

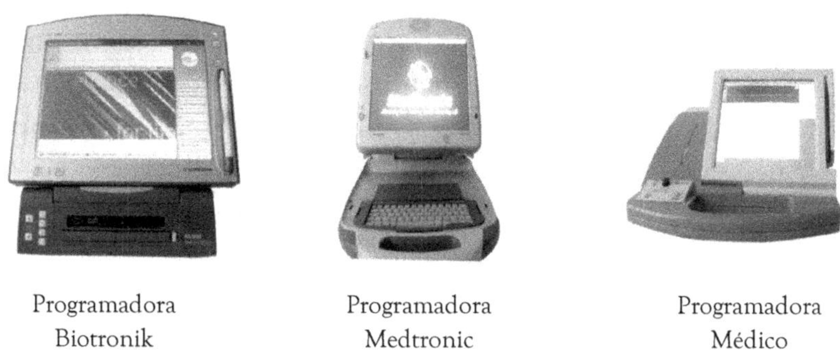

Fig. 2.6. Diferentes tipos de programador compatibles con cada casa fabricante de marcapasos. Fotografías del autor.

Funciones programables

El marcapasos (telemetría) se comunica con una programadora, la cual permite recoger datos almacenados en la memoria del dispositivo relacionados con su funcionamiento y la actividad eléctrica del paciente.

Funciones programables más usuales

Modo: AAI, VVI, VDD; DDD y otros con indicaciones menos frecuentes.

—Sensor (modulación de frecuencia): en *on* o en *off*. Se refiere a la respuesta de frecuencia o función biológica. Generalmente viene de fábrica en *off*.

—Frecuencia básica: es la frecuencia de estimulación del marcapasos, por lo general a 60/min.

—Frecuencia de histéresis: es una frecuencia menor que la básica. Se activa cuando se origina una actividad eléctrica espontánea superior a la frecuencia básica; entonces el dispositivo se inhibe para respetar el ritmo propio y comienza a estimular nuevamente a la frecuencia básica cuando el ritmo propio es de menor frecuencia que la de histéresis. Siempre es menor que la frecuencia básica y viene apagada. Está recomendada su activación en pacientes con ritmo espontáneo adecuado.

—Frecuencia de histéresis repetitiva: es una frecuencia del dispositivo menor que la de histéresis y viene apagada. Se recomienda su activación para respetar el ritmo propio sobre todo en pacientes con extrasístoles y pausas prolongadas, evitando de esa manera la estimulación artificial. Una vez programada solo se activa con ritmo propio estable (cuando el marcapasos está inhibido durante 180 ciclos consecutivos). Interviene cuando se produce una pausa con una frecuencia menor a la de frecuencia de histéresis del marcapasos, después de la pausa comienza a estimular durante varios ciclos programados a la frecuencia de histéresis en espera de actividad propia y si esta no aparece, comienza a estimular a su frecuencia básica.

—Frecuencia de histéresis de exploración: esta viene apagada, se programa para buscar y respetar el ritmo propio. Una vez programada, el generador, cada 180 estímulos consecutivos a su frecuencia básica, disminuye durante varios ciclos programados su frecuencia de estimulación a la frecuencia de histéresis para tratar de sensar actividad propia y si esta no aparece, comienza a estimular a su frecuencia básica, repitiéndose nuevamente después de 180 ciclos consecutivos de estimulación.

—Frecuencia diurna y nocturna: esta función viene apagada. Al activarla se debe tener en cuenta que la hora del programador sea la correcta. Una vez activada, el generador a las 22.00 p. m. disminuye su frecuencia de estimulación a la del programa nocturno, para comenzar a estimular a su frecuencia básica a las 06.00 a. m.

—Amplitud del impulso: voltaje del pulso eléctrico del marcapasos. Se programa en volts.

—Duración del impulso: duración del pulso eléctrico del marcapasos. Se programa en milisegundos.

—Polaridad del impulso:

a) Unipolar: espigas grandes fácilmente reconocibles.

b) Bipolar: espigas muy pequeñas difíciles de reconocer.

—Sensibilidad: es la capacidad del marcapasos de reconocer o no la actividad eléctrica propia del paciente. Se programa en milivolts.

—Función magnética: al colocar un imán sobre la piel que está encima del marcapasos, este comienza a estimular sin respetar la frecuencia propia del paciente a 90/min. Es muy útil cuando no se ve la espiga en situaciones donde el generador se encuentra inhibido por la frecuencia del paciente mayor que la básica del dispositivo.

Disfunción del marcapasos permanente

El electrocardiograma es uno de los recursos diagnósticos imprescindibles para la evaluación de los pacientes con marcapasos permanente, así como la herramienta inicial para la detección de las complicaciones y fallas de la estimulación.

Estas complicaciones y fallas de estimulación se conocen como disfunción del marcapasos permanente, y pueden ser:

—Agotamiento de batería por fin de vida útil.

—Fallo de estimulación (permanente o intermitente).

—Fallo de sensaje:

a) Por defecto: cuando el marcapasos no es capaz de reconocer la actividad eléctrica propia del paciente, según la cámara donde se encuentre el electrodo.

b) Por exceso: cuando el marcapasos sensa estímulos para los cuales no está programado, como miopotenciales, vibraciones extracorpóreas.

—Taquicardia inducida por marcapasos: en los DDD. Se origina cuando el canal ventricular del generador sensa la actividad auricular retrógrada y estimula en el ventrículo a su intervalo AV programado, repitiéndose el fenómeno y estableciéndose un circuito que perpetua la arritmia, la cual debe interrumpirse al colocar el imán sobre la bolsa del generador, pues este pasa a modo asincrónico.

—Conversación cruzada: en los DDD. Esta complicación se observa en los marcapasos bicamerales, cuando un canal se inhibe porque erróneamente sensa la actividad de otra cámara para la cual no está programado y no estimula.

Capítulo III
Indicación de marcapasos transitorio

La colocación de un marcapasos transitorio tiene como objetivo primario salvar la vida del paciente, al restaurar la normalidad hemodinámica comprometida por el bajo gasto cardiaco secundario a la bradiarritmia. Pretende, además, proteger la vida hasta que la condición que provocó la frecuencia cardiaca lenta se resuelva o hasta la colocación de un dispositivo permanente.

Para decidir implantar un marcapasos transitorio y su urgencia, recomiendo tener en cuenta:

1. Severidad de la repercusión hemodinámica, elemento de mayor importancia, porque compromete la vida inmediata del paciente.

2. Anchura del complejo QRS, pues cuanto más ancho es el mismo, más bajo es el bloqueo y menor la capacidad de excitación del sistema de conducción del corazón en sentido cefálo-caudal, por lo que las estructuras que menos reserva de excitación tienen son las más dístales (sistema His-Purkinje) y la posibilidad de asistolia es proporcional a la anchura del QRS.

3. Frecuencia ventricular.

4. Si existe cardiopatía de base y la severidad de la misma.

5. Tiempo que puede demorar la implantación de un dispositivo permanente (infraestructura) o la resolución de la causa de la bradiarritmia.

Por otro lado, los marcapasos transitorios pueden ser:

—Transcutáneos.

—Transesofágicos.

—Transtorácicos.
—Transvenosos.

Descripción y forma de colocar el marcapasos transitorio

Marcapasos transitorio transcutáneo. Consta de dos parches (electrodos del marcapasos), uno positivo que se sitúa en la región subclavicular derecha o en la espalda a nivel infraescapular izquierdo en niños menores de diez años, en correspondencia con el tamaño del tórax y el parche, y otro negativo (antero-lateral), que se coloca en la región del ápex cardiaco por debajo del quinto espacio intercostal izquierdo y por fuera de la línea media clavicular (*fig. 3.1*). Estimula casi siempre el ventrículo derecho y su gran ventaja es la rapidez y facilidad de emplazamiento, por lo que es recomendable en situaciones de emergencias extrahospitalarias o si no se dispone de adiestramiento en la canalización de las vías de abordaje de electrodos para marcapasos transvenoso. Entre sus inconvenientes se puede mencionar que necesita salidas de hasta 40-80 mV, con frecuencia causa estimulación muscular y es doloroso e incómodo para el paciente (al punto de requerir analgesia y sedación); también puede provocar quemaduras, tos e hipo, por lo que se limita el tiempo recomendable para este tipo de estimulación.

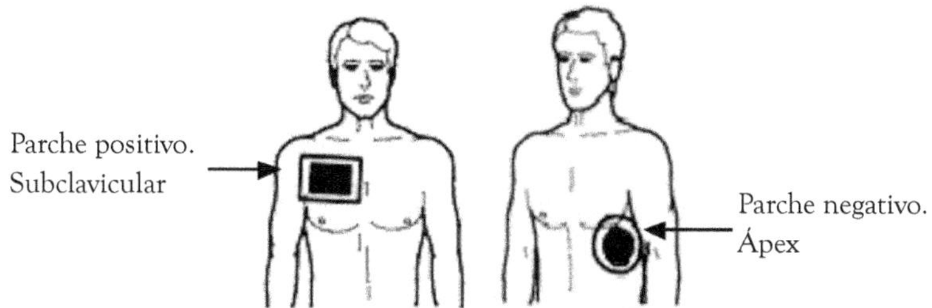

Fig. 3.1. Ubicación de los parches del marcapasos transcutáneo. Elaboración del autor.

Cómo se realiza el implante

1. Preparación del paciente:
   —Informar al paciente acerca del procedimiento.
   —Sedar al paciente.
   —No rasurar al paciente en la región donde se colocarán los parches del marcapasos.
   —Limpiar y secar la piel donde se colocarán los parches (no usar alcohol).
   —Colocar firmemente sobre la piel los parches positivo y negativo del marcapasos.
   —Poner los electrodos del electrocardiograma del monitor cardiodesfibrilador lo más lejos posible de los parches del marcapasos. Seleccionar la derivación donde mejor se vea la señal (DI, DII o DIII).
   —Mantener las sábanas y el paciente secos para la manipulación durante la estimulación.
   —No recortar los parches porque puede alterarse la distribución de la corriente.
   —Tener cuidado con el uso del gel de desfibrilación porque es conductor de corriente.

2. Preparación del monitor cardiodesfibrilador con el módulo de marcapasos transcutáneo:

—Presionar los botones «marcapasos» y modo «sincrónico».

—Apretar botón «frecuencia» y seleccionar frecuencia de estimulación a 70/min.

3. Procedimiento de estimulación:

—Conectar los cables de los parches del marcapasos transitorio al monitor.

—Pulsar el botón «corriente» e ir aumentando el voltaje hasta que se logre captura eléctrica del ventrículo (ensanchamiento del QRS y onda T).

—Presionar el botón «pausa» si se desea buscar el ritmo propio del paciente.

—Si aparece en la pantalla el mensaje «derivaciones desconectadas» se puede generar estimulación cardiaca asincrónica y riesgo de fibrilación ventricular. Antes de decidir una acción se han de alejar los electrodos del electrocardiograma de los parches del marcapasos y cambiar de derivación; si continúa el mensaje hay que desconectar los parches y comenzar nuevamente a conectarlos.

—Si se observa «distorsión de la pantalla» del monitor se han de alejar los electrodos del electrocardiograma de los parches del marcapasos y cambiar de derivación.

4. Estimulación cardiaca fallida:

—Taponamiento cardiaco o derrame pericárdico.

—Paciente obeso.

—Enfermedad pulmonar obstructiva crónica severa.

Marcapasos transitorio transesofágico. Se logra la estimulación cardiaca al conectar el marcapasos externo a un electrodo especial introducido por la boca o la nariz del paciente hasta la región esofágica más próxima a la aurícula derecha. Esta técnica es útil para el tratamiento transitorio de bradiarritmias por disfunción sinusal, pero nunca debe usarse en los bloqueos auriculoventriculares. También puede utilizarse en el diagnóstico de arritmias cardiacas no visibles claramente por el electrocardiograma de superficie y tratamiento de taquiarritmias mediante sobreestimulación. Su inconveniente es que necesita salidas de estimulación altas. Al igual que el transcutáneo, constituye un puente a la colocación del dispositivo transitorio transvenoso.

Marcapasos transitorio transtorácico. Consiste en insertar un electrocatéter a través de una aguja transtorácica hasta llegar al ventrículo derecho. Posteriormente, los terminales del electrodo se conectan al generador externo ya configurado para estimular el corazón. Este modo de estimulación transitoria no se recomienda por sus graves complicaciones (neumotórax, taponamiento cardiaco, arritmias graves).

Marcapasos transitorio transvenoso. Consiste en introducir un electrocatéter (electrodo de marcapasos transitorio transvenoso) a través de un acceso venoso central para acceder al ventrículo derecho y su ápex o punta, desde donde se estimula el corazón por el impulso eléctrico generado por el marcapasos externo que viaja por este catéter (*fig. 3.2*).

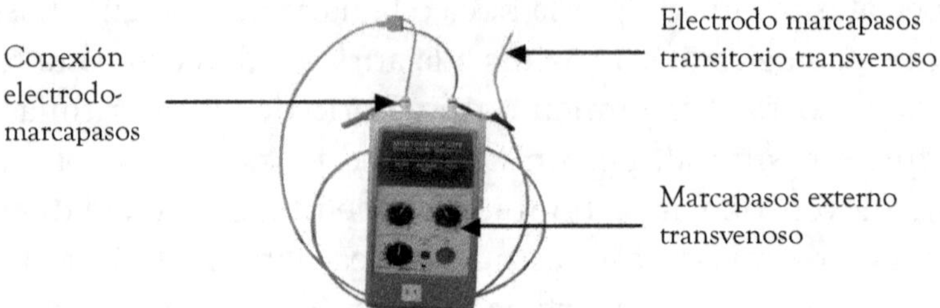

Fig. 3.2. Electrodo marcapasos externo transvenoso. Fotografía del autor.

Antes de comenzar a proceder con la implantación de un marcapasos transitorio transvenoso se debe definir el método que se va a utilizar de guía para introducir el electrodo y llegar al sitio correcto de estimulación. Estos métodos (guías) pueden ser:

—Guía electrocardiográfica por monitor cardiodesfibrilador.

—Guía por electrograma (registro eléctrico intracavitario con equipo de electrocardiograma de superficie).

—Guía por visión directa con escopia (fluoroscopia con arco en C).

Cómo se realiza el implante del electrodo de marcapasos transitorio transvenoso

1. Preparación del paciente:
—Informar al paciente acerca del procedimiento.

—Rasurar al paciente, si es necesario, en el sitio de punción que se seleccione.

—Es un procedimiento que raramente requiere sedación, no obstante se podría administrar en caso necesario.

—Acceso venoso periférico.

—Colocarlo en la posición adecuada de acuerdo al sitio de selección para el abordaje venoso.

2. Material y accesorios necesarios para implantar el marcapasos:

—Carro de paro a mano.

—Monitor cardiodesfibrilador.

—Equipo de electrocardiograma.

—Pinza cocodrilo (es necesaria si la guía para posicionar el electrodo es el electrograma y equipo convencional de ECG).

—Cable puente (conecta el electrodo con el marcapasos, no es imprescindible).

—Introductor venoso central.

—Electrocatéter marcapasos.

—Arco en C si el método que se selecciona para la implantación es la fluoroscopia.

3. Programación y comprobación del marcapasos antes de proceder:

—Modo inicial: asincrónico (VOO). Se persigue que el marcapasos estimule lo más pronto posible, para de esta manera observar en el monitor y el ECG que la espiga despolariza el ventrículo correctamente. Después de colocado el electrodo en un sitio adecuado, se reprograma a demanda (VVI).

—Frecuencia de salida: se selecciona a 80/min. Su función se confirma con el encendido de una luz roja en cada descarga (pestañeo).

—Corriente de salida (amplitud): programar el máximo de corriente inicialmente antes del implante. Una vez posicionado y logrando captura, se reprograma según la energía necesaria para la despolarización ventricular.

—Sensibilidad: inicialmente se programa la máxima (modo asincrónico), porque lo que se persigue es una rápida estimulación del ventrículo. Una vez posicionado se programa a 1 mV, para respetar el ritmo propio. El sensado se reconoce por la aparición de una luz roja en cada actividad propia sensada.

4. Abordaje venoso central (profundo). La colocación del marcapasos transvenoso puede realizarse a partir de cualquier acceso venoso central, pero las vías recomendadas en orden de prioridad son:

—Vena yugular interna derecha. Se prefiere para la colocación de marcapasos transvenoso debido a que se posiciona directamente por encima del ventrículo derecho.

—Subclavia izquierda. Describe un arco que facilita la inserción apropiada del catéter.

5. Introducción del electrodo:

—Se administra anestesia local y se punciona la vena mediante la técnica de Seldinger. Luego se coloca un introductor venoso y a través del mismo se introduce el electrocatéter.

—El electrodo tiene marcas (rayas pequeñas) cada 10 cm, lo cual permite calcular el tramo de catéter que se encuentra dentro de la vena. En su punta se ubica el polo negativo y unos centímetros más atrás el positivo; su extremo distal termina en dos cables separados, correspondientes al polo positivo y negativo (*fig. 3.2*). Una vez dentro se avanza hasta 10 cm y se conecta al marcapasos ya programado y encendido, teniendo cuidado de que coincidan el polo positivo y negativo del electrodo y el generador, para iniciar entonces movimientos antihorarios del electrodo, tratando de introducir de 2 a 3 cm en cada movimiento y corroborando captura ventricular, hasta pasar aproximadamente 35-40 cm, distancia a la que debe encontrarse el electrodo con el ápex. También puede usarse la inspiración del paciente para introducir el electrodo en el momento que favorece el flujo sanguíneo a la aurícula, gracias al cambio de presiones de la caja torácica. Se deben tener en cuenta otras localizaciones erráticas como en la cámara gástrica que se manifiesta con hipo; si el paciente refiere dolor en la mandíbula o de oído, el catéter debe encontrase en los vasos del cuello.

—Si se utiliza el monitor cadiodesfibrilador se va observando constantemente la pantalla en busca del momento en que las espigas del marcapasos sean seguidas del QRS (en ese momento el QRS se ensancha y cambia de morfología), lo cual se denomina «captura del impulso por el miocardio». Este método se realiza en la cabecera del enfermo, sin necesidad de movilizarlo.

—Si se prefiere un equipo de electrocardiograma para realizar el registro eléctrico gráfico intracavitario, una vez introducido el electrodo 10 cm se conectan los dos cables del extremo distal del electrodo (polo positivo y negativo) a un extremo de la pinza cocodrilo. El otro extremo de la pinza se conecta a la derivación V1 del equipo de electrocardiografía y se va realizando electrograma seriado hasta que se observe captura del ventrículo. Este método requiere de interrupciones frecuentes para realizar el registro, lo cual puede hacerlo muy prolongado.

—La visión directa con escopia (fluoroscopia con arco en C) es una guía muy ventajosa porque permite advertir la posición del electrodo y ubicarlo en el ápex. Una vez que se observe en el sitio correcto, se conecta el electrodo al marcapasos y se comprueba la captura. La desventaja de este método consiste en que no siempre se cuenta con la disponibilidad del arco en C.

—En el momento en que el miocardio capture el impulso eléctrico se puede estimular al paciente para que se mueva o tosa, con el fin de corroborar que el electrodo no se suelte fácilmente del endocardio.

—Se determinará a continuación el umbral de estimulación que es el mínimo impulso eléctrico del generador cuantificado por su intensidad (voltaje) y duración del pulso en milisegundos, necesario para conseguir una despolarización miocárdica efectiva (captura). Este debe ser menor de 1 V. La duración en el marcapasos transitorio transvenoso es fija (no programable); una vez calculado el umbral se reprograma la corriente de salida (amplitud) del generador al doble del umbral, pero se aconseja dejarlo en 5 V.

—Una vez corroborada la captura, se cierra el protector del electrodo contra el conector de la camisa, revisando que quede bien ajustado.

—A continuación, en el sitio de inserción se fija con hilo y puntos el electrodo a la piel del paciente y se cubre con apósito estéril.

6. Desventajas:

—Demora en la implantación debido a que es un proceder invasivo. Requiere de material estéril y condiciones de asepsia y antisepsia.

—Requiere de un personal entrenado en abordaje venoso profundo.

—La fluoroscopia requiere entrenamiento adicional en la anatomía del tórax.

7. Complicaciones:
—Fracaso en la canalización de la vena.
—Hematomas y sangramiento en el sitio de punción.
—Neumotórax.
—Sepsis local o generalizada, endocarditis infecciosa.
—Perforación cardiaca, que puede llegar al taponamiento y a la muerte.
—Arritmias cardiacas de diversa severidad.
—Desplazamiento del electrodo.

Indicaciones de marcapasos transitorio en la fase aguda del infarto cardiaco (IAM)

La aparición de un trastorno de la conducción en la fase aguda del infarto cardiaco generalmente es traducción de gran extensión de la necrosis y se asocia a un aumento de la mortalidad por mayor incidencia de insuficiencia cardiaca, taquicardia y fibrilación ventricular. Su pronóstico se ha revertido después de la era trombolítica (finales de la década de 1980), porque con el uso de estos medicamentos se puede revertir el bloqueo.

Su incidencia es mayor en infarto de cara inferior en los pacientes no reperfundidos y en infartos con extensión al ventrículo derecho.

Las clases de recomendación para la implantación de un marcapasos transitorio se basan en escalas predefinidas descritas en la *tabla 3.1*. Al respecto, Carvajal (2004: 25) escribió las indicaciones de los mismos de una forma bien definida.

CLASES	DEFINICIÓN	DENOMINACIÓN PROPUESTA
Clase I	Evidencia y/o acuerdo general en que un determinado procedimiento diagnóstico/tratamiento es **beneficioso, útil y efectivo.**	Se recomienda, está indicado
Clase II	**Evidencia conflictiva** y/o divergencia de opinión acerca de **la utilidad/ eficacia del tratamiento.**	—
Clase IIa	El peso de la evidencia/opinión está **a favor de la utilidad/eficacia.**	Se debe considerar
Clase IIb	**La utilidad/eficacia está menos** establecida por la evidencia/opinión.	Se puede recomendar
Clase III	Evidencia o acuerdo general de que el tratamiento **no es útil/efectivo** y en algunos casos puede ser perjudicial.	No se recomienda

Tabla 3.1. Clases de recomendación para la implantación de un marcapasos (cf. *Guía europea de práctica clínica de 2013 sobre estimulación cardiaca y terapia de resincronización cardiaca*, e3).

Indicaciones de marcapasos transitorio en la fase aguda del infarto cardiaco (IAM) por Carvajal (2004: 25)

Clase I
1. Asistolia.
2. Bradicardia sinusal sintomática sin respuesta a la atropina.
3. Bloqueo de rama alternante.
4. Bloqueo trifascicular nuevo o de tiempo indeterminado:
—Bloqueo de rama derecha del haz de His (BRDHH) + bloqueo fascicular anterior (BFAIHH) o posterior (BFAIHH) del haz de His + bloqueo auriculoventricular (AV) de primer grado.
—Bloqueo de rama izquierda del haz de His (BRIHH) + bloqueo AV de primer grado.
—Resumen:
a) BRDHH + BFAIHH o BFPIHH + bloqueo AV de primer grado.
b) BRIHH + bloqueo AV de primer grado.
5. Bloqueo AV Mobitz II.
6. Bloqueo AV de tercer grado.
Clase IIa
1. BRDHH + BFAIHH o BFPIHH nuevo o de tiempo indeterminado.
2. BRDHH + bloqueo AV de primer grado.
3. BRIHH nuevo o de tiempo indeterminado.
4. Pausas sinusales recurrentes (mayor de tres segundos) sin respuesta a la atropina.
Clase IIb
1. BRDHH aislado, nuevo o de tiempo indeterminado.

2. Bloqueo fascicular aislado nuevo o de tiempo indeterminado.

Clase III

1. Bloqueo AV de primer grado.
2. Bloqueo AV Mobitz I, hemodinámicamente estable.
3. Ritmo idioventricular acelerado.
4. Bloqueo de rama o bifascicular preexistente al IAM.

Capítulo IV
Indicación de marcapasos permanente

El marcapasos permanente ha sido utilizado desde hace más de medio siglo en el tratamiento de las bradiarritmias. Está probada su efectividad como única alternativa para disminuir la mortalidad de pacientes afectados con bradicardia secundaria a trastornos del automatismo o en la conducción del impulso eléctrico en el corazón, y la repercusión favorable en su calidad de vida.

Los avances tecnológicos permiten fabricar dispositivos cada vez más pequeños, duraderos y con múltiples funciones. Su presencia sistemática en los hospitales de segundo nivel de complejidad hace de su uso un proceder cada vez más rutinario, por lo que es necesario tener claridad de los elementos que permiten decidir la implantación de un marcapasos.

En este capítulo se realiza una revisión exhaustiva de las indicaciones del marcapasos permanente basadas fundamentalmente en las guías referidas a continuación:

1. *Guideline Update for Implantation of Cardiac Pacemakers and Antiarrhythmia Devices: Summary Article.* American College of Cardiology / American Heart Association / North American Society of Pacing and Electrophysiology (ACC/AHA/NASPE, 2002).

2. *Guidelines for Device-Based Therapy of Cardiac Rhythm Abnormalities.* American College of Cardiology / American Heart Association (ACC/AHA/HRS, 2008).

3. *Guías europeas de práctica clínica de 2007 sobre marcapasos y terapia de resincronización cardiaca.*

4. *Guías de práctica clínica de la Sociedad Europea de Cardiología de 2013 sobre estimulación cardiaca y terapia de resincronización cardiaca.*

A partir de ellas se propone una nueva guía que tiene como objetivo ayudar a los médicos a tomar decisiones en su práctica diaria, si bien el médico responsable es quien debe definir el tipo de estimulación sobre la base del juicio clínico de cada caso en particular; por ejemplo deberá determinar si la etiología del trastorno eléctrico cardiaco es aguda o crónica, lo cual hace dudar si se implanta un dispositivo permanente o transitorio.

Las clases de recomendación para la implantación de un marcapasos permanente se basan en escalas predefinidas, como se describe en el capítulo III, *tabla 3.1*, y el nivel de evidencia reflejado en la tabla siguiente:

Nivel de evidencia A	Datos procedentes de múltiples ensayos clínicos aleatorizados o metanálisis.
Nivel de evidencia B	Datos procedentes de un único ensayo clínico aleatorizado o de grandes estudios no aleatorizados.
Nivel de evidencia C	Consenso de opinión de expertos y/o pequeños estudios, estudios retrospectivos y registros.

Tabla 4.1. Nivel de evidencia (cf. *Guía europea de práctica clínica del 2013 sobre estimulación cardiaca y terapia de resincronización cardiaca*, e3).

El marcapasos permanente está indicado en circunstancias clínicas convencionales y en condiciones específicas.

I. Circunstancias clínicas convencionales:

1. Enfermedad del nodo sinusal.

2. En los bloqueos auriculoventriculares.

3. En bloqueo bifascicular y trifascicular crónico.

4. En situaciones determinadas posinfarto agudo del miocardio.

5. En el síncope reflejo:

—Síndrome de hipersensibilidad del seno carotídeo.

—Síncope vasovagal (desmayo común).

—Síncope inducido por sensibilidad a la adenosina.

—Neuralgia del glosofaríngeo.

—Síncope situacional.

II. Condiciones específicas:

1. Después de la cirugía cardiaca, implantación de válvula aórtica transcatéter y trasplante de corazón.

2. En niños y cardiopatías congénitas.

3. Bloqueo auriculoventricular congénito.

4. En la miocardiopatía hipertrófica.

5. En el síndrome de QT largo, distrofias musculares, citopatías mitocondriales y trastornos metabólicos.

6. En el embarazo.

7. En la apnea del sueño.

La estimulación cardiaca permanente tiene particularidades en cada circunstancia clínica, como se ve a continuación.

Enfermedad del nodo sinusal

No existe una frecuencia cardiaca definida por debajo de la cual se indique el marcapasos permanente, *solo tiene indicación si la bradicardia es sintomática tanto en el reposo como en el esfuerzo.* No se ha demostrado que la estimulación aumente la supervivencia de los pacientes con disfunción del nodo sinusal, pero sí se usa para aliviar los síntomas atribuibles a la frecuencia lenta. Se debe tener en cuenta también que la poca evidencia de la utilidad de la estimulación en pacientes con incompetencia cronotrópica hace que la decisión se tome analizando cada caso en particular.

Existe el consenso de que los pacientes con bradicardia asintomática no se benefician con la estimulación cardiaca. Es importante establecer si la bradicardia es fisiológica (entrenamiento, durante el sueño) o secundaria a fármacos.

El estudio «Does Atrial Pacing Lead to Atrial Fibrillation in Patients with Sick Sinus Syndrome? Insights from the DANPACE Trial» concluyó que el modo de estimulación aconsejada en estos pacientes es el DDD y no el AAI, al demostrar una disminución de la recurrencia de fibrilación auricular, y por otro lado, al evitar una reintervención por posible progresión de la enfermedad. No se aconseja la estimulación VVI por la alta incidencia de fibrilación auricular y síndrome de marcapasos.

Las recomendaciones para la estimulación con marcapasos permanente en los pacientes con enfermedad del nodo sinusal se resumen la tabla siguiente:

INDICACIÓN CLÍNICA	CLASE	GRADO DE EVIDENCIA
1. Enfermedad del nodo sinusal sintomática asociada o no a taquicardia-bradicardia dependiente. La correlación síntomas/frecuencia cardiaca es: —Espontánea. —Inducida por fármacos, cuando se carece de tratamiento farmacológico alternativo.	I	C
2. Síncope con enfermedad del nodo sinusal, espontáneo o inducido en un estudio electrofisiológico.	I	C
3. Incompetencia cronotrópica sintomática: —Espontánea. —Inducida por fármacos, cuando se carece de tratamiento farmacológico alternativo.	I	C
1. Enfermedad del nodo sinusal sintomática, espontánea o inducida por un fármaco cuando no hay tratamiento alternativo, sin correlación documentada entre los síntomas y la bradicardia, habiendo registrado frecuencias cardiacas en reposo < 40 lat./min. 2. Síncope sin explicación, excepto por hallazgos electrofisiológicos anormales (TRNSc* > 800 ms).	IIa	C
1. Pacientes mínimamente sintomáticos con frecuencia cardiaca en reposo < 40 lat./min en vigilia sin incompetencia cronotrópica.	IIb	C
1. Enfermedad del nodo sinusal sin síntomas, incluyendo la debida al uso de fármacos bradicardizantes. 2. Hallazgos electrocardiográficos de disfunción del nodo sinusal con síntomas no relacionados directa o indirectamente con bradicardia. 3. Disfunción del nodo sinusal sintomática, si los síntomas son claramente atribuibles a medicación prescindible.	III	C

Tabla 4.2. Recomendaciones para marcapasos permanente en la enfermedad del nodo sinusal. El asterisco (*) refiere al tiempo de recuperación del nodo sinusal corregido.[3]

---

3. Las tablas de este capítulo han sido elaboradas por el autor a partir de la revisión de las guías referenciadas.

En bloqueo auriculoventricular

Los bloqueos auriculoventriculares se clasifican como de primer, segundo y tercer grado, y de acuerdo al sitio anatómico del mismo, en suprahisiano, intrahisiano o infrahisiano. En los pacientes con bloqueos auriculoventriculares, sobre todo de tercer grado, está bien establecido que el marcapasos permanente aumenta la supervivencia.

La evidencia ha demostrado el beneficio de la estimulación con marcapasos en los bloqueos de tercer grado y Mobitz II, no siendo así en el Mobitz I, donde es discutible, porque a la hora de decidir el implante hay que tener en cuenta la intensidad de los síntomas y el riesgo de progresión del trastorno de la conducción a formas más graves, o si el mismo se encuentra localizado por debajo del nodo auriculoventricular. Otra consideración del bloqueo Mobitz I es que puede verse en personas jóvenes durante el sueño o en deportistas, pero si el mismo aparece en ancianos el enfoque es diferente, recomendándose el implante, pues por lo general progresa a formas más graves de bloqueo.

El modo de estimulación que se recomienda para los pacientes con bloqueos auriculoventriculares es el DDD por encima del VVI y este último solo está indicado cuando existen contraindicaciones para la estimulación secuencial (fibrilación auricular crónica o arritmias supraventriculares difíciles de controlar) o teniendo en cuenta el riesgo de complicaciones durante la implantación en cada caso en particular. Las ventajas de la estimulación bicameral sobre la ventricular están dadas en primer lugar porque evitan el síndrome de marcapasos con la resultante disminución de las manifestaciones de insuficiencia cardiaca y, por otro lado, mejoran la capacidad de ejercicio del paciente con una superior tolerancia.

Las recomendaciones para la estimulación con marcapasos permanente en los pacientes con bloqueos auriculoventriculares se resumen a continuación:

INDICACIÓN CLÍNICA	CLASE	GRADO DE EVIDENCIA
1. Bloqueo AV de tercer o segundo grado (clase Mobitz I o II), crónico y sintomático.	I	C
2. Enfermedades neuromusculares (como la distrofia muscular miotónica, el síndrome de Kearns-Sayre, etc.) con bloqueo AV de tercer o segundo grado.	I	B
3. Bloqueo AV de segundo o tercer grado (Mobitz I o II): a) Tras ablación con catéter de la unión AV. b) Tras cirugía valvular cuando no se espera que se resuelva el bloqueo.	I	C
1. Bloqueo AV de tercer o segundo grado (Mobitz I o II) asintomático. 2. Bloqueo AV de primer grado, prolongado y sintomático.	IIa	C
1. Enfermedades neuromusculares (como la distrofia muscular miotónica, el síndrome de Kearns-Sayre, etc.) con bloqueo AV de primer grado.	IIb	B
1. Bloqueo AV asintomático de primer grado. 2. Bloqueo asintomático de segundo grado (Mobitz I) con bloqueo de conducción suprahisiano. 3. Bloqueo AV de resolución previsible.	III	C

Tabla 4.3. Recomendaciones para marcapasos permanentes en los bloqueos auriculoventriculares.

En bloqueo bifascicular y trifascicular crónico

La expresión «bloqueo bifascicular» se refiere al bloqueo completo de rama derecha, con hemibloqueo izquierdo anterior o posterior, o al bloqueo completo de rama izquierda aislado. «Bloqueo trifascicular» indica el trastorno de la conducción en las tres ramas, ya sea de forma simultánea o en momentos diferentes, aunque también se ha utilizado para describir el bloqueo bifascicular acompañado de bloqueo AV de primer grado. «Bloqueo alternante de rama» se refiere al bloqueo de los tres fascículos, demostrado en el mismo registro de ECG o en registros sucesivos; por ejemplo, cuando en un mismo paciente aparece inicialmente bloqueo de rama derecha en un ECG y después aparece un bloqueo de rama izquierda en otra tira o viceversa. Otro ejemplo es cuando alterna bloqueo de rama derecha con fascicular anterior izquierdo en un ECG o con bloqueo fascicular posterior en otra tira realizada en otro momento en el mismo paciente.

En un paciente con bloqueo de rama bifascicular y síncope inexplicable está recomendado el estudio electrofisiológico para demostrar el bloqueo auriculoventricular, pero en un anciano con síncope inexplicable podría ser beneficioso el implante empírico de marcapasos tras una discusión minuciosa, al igual que los pacientes con enfermedad neuromuscular. Se recomienda hacer un análisis individualizado en estos pacientes antes de implantar el dispositivo.

Las recomendaciones para la estimulación con marcapasos permanente en los pacientes con bloqueo bifascicular o trifascicular crónico se resumen en la tabla siguiente:

INDICACIÓN CLÍNICA	CLASE	GRADO DE EVIDENCIA
1. BR* con síncope inexplicado y estudio electrofisiológico positivo como intervalo HV** ≥ 70 ms o bloqueo AV de segundo o tercer grado demostrado durante la estimulación auricular incremental o con prueba farmacológica. 2. BR* alternante. Está indicado con o sin síntomas.	I I	B C
1. Ninguna.	IIa	
1. BR*, síncope inexplicado sin estudios diagnósticos. Se podría considerar para pacientes seleccionados con síncope inexplicado y BR*.	IIb	B
1. BR* asintomático.	III	B

Tabla 4.4. Recomendaciones para marcapasos permanente en bloqueo bifascicular y trifascicular crónico. El asterisco (*) refiere a bloqueo de rama, el doble asterisco (**) refiere a His ventrículo.

En situaciones determinadas posinfarto agudo del miocardio

La incidencia de bloqueo auriculoventricular cardiaco en pacientes con infarto cardíaco agudo ha disminuido con la era de la reperfusión con trombolíticos o percutánea. El bloqueo como complicación del infarto agudo del miocardio desaparece por sí solo pasados días o semanas y muy pocos requieren de marcapasos permanente, no obstante se recomienda en los trastornos persistentes por más de catorce días. Su localización casi siempre es suprahisiana.

Las recomendaciones para la estimulación con marcapasos permanente en los pacientes con situaciones determinadas posinfarto agudo del miocardio se resumen a continuación:

INDICACIÓN CLÍNICA	CLASE	GRADO DE EVIDENCIA
1. Bloqueo de tercer grado persistente, precedido o no por trastornos de la conducción intraventricular. 2. Bloqueo de segundo grado (Mobitz II) persistente asociado a bloqueo de rama, con/sin prolongación del PR. 3. Bloqueo de tercer o segundo grado Mobitz II transitorio, asociado con la aparición reciente de un bloqueo de rama.	I	B
1. Ninguna.	IIa	
1. Ninguna.	IIb	
1. Bloqueo de segundo o tercer grado transitorio sin bloqueo de rama. 2. Hemibloqueo anterior izquierdo de reciente aparición o presente al ingreso. 3. Bloqueo AV de primer grado persistente.	III	B

Tabla 4.5. Recomendaciones para marcapasos permanentes posinfarto agudo del miocardio.

Síncope reflejo

El síncope reflejo incluye un amplio espectro de entidades que causan vasodilatación y/o bradicardia, como consecuencia de un reflejo que cuando se desencadena induce una respuesta aguda e inadecuada del sistema nervioso autónomo. El diagnóstico se basa más en la exclusión de otras causas de síncope, logrando reproducir la pérdida del conocimiento o síntomas similares con masaje carotídeo, prueba de mesa basculante o prueba de la adenosina. En esta afección el síncope es el único síntoma que justifica la indicación del marcapasos, quedando excluidos el mareo, aturdimiento, etc.

A continuación se presentan situaciones clínicas de síncope reflejo que en numerosas ocasiones requieren estimulación artificial:

Síndrome de hipersensibilidad del seno carotídeo. La hipersensibilidad del seno carotídeo se define como el síncope que aparece al masajear el seno carotídeo durante 10 s, tanto en decúbito supino como en bipedestación. Si este masaje origina una asistolia mayor de 3 s y/o un descenso de la presión arterial sistólica mayor de 50 mmHg acompañado del síncope espontáneo, permite corroborar el diagnóstico. El modo de estimulación que se recomienda es el DDD.

INDICACIÓN CLÍNICA	CLASE	GRADO DE EVIDENCIA
1. Síncope recurrente causado por presión inadvertida sobre el seno carotídeo y reproducido por masaje carotídeo, asociado a asistolia ventricular de más de 3 s de duración (episodio sincopal o presincopal), en ausencia de medicación depresora de la actividad del nodo sinusal.	I	C
1. Síncope recurrente no identificado, no claramente asociado a presión inadvertida del seno carotídeo, pero reproducible por masaje carotídeo, asociado a asístole ventricular de más de 3 s de duración (episodio sincopal o presincopal), en ausencia de medicación depresora de la actividad del nodo sinusal.	IIa	B
1. Primer síncope, asociado claramente o no a presión inadvertida del seno carotídeo, tras provocar un síncope (o presíncope con masaje carotídeo asociado a asístole ventricular de más de 3 s de duración, en ausencia de medicación depresora de la actividad del nodo sinusal.	IIb	C
1. Reflejo del seno carotídeo hipersensible sin síntomas.	III	C

Tabla 4.6. Recomendaciones para marcapasos permanentes en el síndrome de hipersensibilidad del seno carotídeo.

Síncope vasovagal (desmayo común). Una adecuada anamnesis y la exclusión de otras causas orgánicas son esenciales para el diagnóstico de esta entidad. La prueba de la mesa basculante es importante para corroborar el diagnóstico, pero la misma puede dar positivo en un determinado momento y en otro no.

Se debe explicar a los pacientes la naturaleza benigna de esta enfermedad y la posibilidad de recurrencia, aconsejar una hidratación y cuando aparezcan los pródromos realizar ejercicios isométricos para evitar el desmayo.

El marcapasos solo está justificado en este grupo cuando se asocie y se demuestre asistolia, ya que el dispositivo previene la misma, pero no la hipotensión por vasodilatación.

INDICACIÓN CLÍNICA	CLASE	GRADO DE EVIDENCIA
1. Ninguna.	I	
1. Pacientes de más de 40 años de edad con síncope vasovagal recurrente y severo, con asístole prolongada durante el ECG y/o prueba de mesa basculante, si fracasan otras opciones terapéuticas y después de informar al paciente de los resultados conflictivos de los ensayos clínicos.	IIa	C
2. Pacientes de menos de 40 años de edad con síncope vasovagal recurrente y severo, con asístole prolongada durante el ECG y/o prueba de mesa basculante, si fracasan otras opciones terapéuticas y después de informar al paciente de los resultados conflictivos de los ensayos clínicos.	IIa	C
1. Ninguna.	IIb	
1. Pacientes sin bradicardia demostrable durante el síncope reflejo.	III	C

Tabla 4.7. Recomendaciones para marcapasos permanente en el síncope vasovagal.

Síncope inducido por sensibilidad a la adenosina. En pacientes en los cuales la causa del síncope no ha sido aclarada está indicada la prueba de la adenosina, que consiste en la inyección de un bolo de 20 mg de adenosina, la cual se considera positiva cuando aparecen pausas largas (más de 6 s). En este caso la mayoría de los autores recomiendan estimulación eléctrica, aunque todavía existe incertidumbre sobre este tema.

En determinadas situaciones clínicas puede presentarse síncope y no requerir implantación de un generador, como son:

1. Hemorragia aguda (o deshidratación aguda).

2. Tos y estornudos.

3. Estimulación gastrointestinal (deglución, defecación y dolor visceral).

4. Micción (posmiccional).

5. Después del ejercicio.

6. Posprandial.

7. Tocar instrumentos de viento.

Existen condiciones específicas que requieren estimulación artificial, tales como:

Después de la cirugía cardiaca, implantación de válvula aórtica transcatéter y trasplante de corazón. Luego de estas circunstancias clínicas son muy frecuentes las bradiarritmias. Algunas son transitorias y se resuelven espontáneamente en los primeros días posteriores al proceder, pero si persisten por más de siete días está indicado un marcapasos con las mismas recomendaciones que en el caso de los pacientes no operados.

INDICACIÓN CLÍNICA	CLASE	GRADO DE EVIDENCIA
1. Bloqueo AV avanzado o completo tras cirugía cardiaca o TAVI*: está indicado un período de hasta 7 días de observación clínica para evaluar si la disfunción del ritmo es transitoria y se resuelve. Sin embargo, en caso de bloqueo AV completo con bajo ritmo de escape, el período de observación se puede acortar, puesto que es poco probable que se resuelva.	I	C
1. Disfunción del nodo sinusal tras cirugía cardiaca y trasplante de corazón: está indicado un período de observación clínica de entre cinco días y unas semanas para evaluar si la disfunción del ritmo se resuelve.	I	C
1. Incompetencia cronotrópica después del trasplante de corazón: se debería considerar la estimulación cardiaca para la incompetencia cronotrópica que afecta a la calidad de vida en el período postrasplante.	IIa	C
1. Ninguna.	IIb	
1. Ninguna.	III	

Tabla 4.8. Recomendaciones para marcapasos permanentes después de la cirugía cardiaca, implantación de válvula aórtica transcatéter y trasplante de corazón. El asterisco (*) refiere a implante transcatéter de válvula aórtica.

En niños y cardiopatías congénitas. Decidir la implantación de un marcapasos permanente en un bebé, un niño o un adolescente es muy difícil, pues se deben tener presentes la anatomía cardiaca y venosa, el tamaño del paciente y expectativas de crecimiento.

Debe considerarse que esta estimulación crónica puede generar efectos secundarios. También los electrodos endocárdicos están sujetos a mayor abandono, desplazamiento y fracturas que conllevan a la presencia de múltiples cables intracardiacos. La estimulación endocárdica se contraindica en los defectos anatómicos con *shunt* derecha izquierda, debido al riesgo de tromboembolia sistémica. Por las consideraciones anteriores se recomienda la estimulación epicárdica.

INDICACIÓN CLÍNICA	CLASE	GRADO DE EVIDENCIA
1. Bloqueo AV congénito. Está indicada la estimulación cardiaca en caso de bloqueo AV avanzado o completo para los pacientes sintomáticos y los asintomáticos con cualquiera de las siguiente enfermedades de riesgo: disfunción ventricular, intervalo QTc* prolongado, ectopia ventricular compleja, ritmo de escape de QRS ancho, ritmo ventricular < 50 lat./min, pausas ventriculares > 3 veces la longitud del ciclo del ritmo subyacente.	I	C
2. Bloqueo AV posoperatorio en cardiopatía congénita. La estimulación cardiaca permanente está indicada en caso de bloqueo AV posoperatorio avanzado de segundo grado o bloqueo AV completo persistente de más de diez días.	I	B
3. Enfermedad del nodo sinusal. La estimulación cardiaca permanente está indicada en caso de enfermedad del nodo sinusal sintomático, incluido el síndrome bradicardia-taquicardia, si se considera establecida la correlación entre los síntomas y la bradicardia.	I	C
2. Bloqueo AV posoperatorio en cardiopatía congénita. Se debe considerar la estimulación cardiaca permanente en caso de bloqueo bifascicular posquirúrgico persistente asintomático (con o sin prolongación del PR) asociado a bloqueo AV completo transitorio.	IIa	C

1. Bloqueo AV congénito. Se podría considerar la estimulación cardiaca para pacientes asintomáticos con bloqueo AV avanzado o completo en ausencia de las enfermedades de riesgo mencionadas.	IIb	C
2. Enfermedad del nodo sinusal. La estimulación cardiaca permanente podría ser útil para frecuencias cardiacas en reposo < 40 lat./min asintomáticas o pausas ventriculares > 3 s.	IIb	C
1. Ninguna.	III	

Tabla 4.9. Recomendaciones para marcapasos permanentes en niños y cardiopatías congénitas. El asterisco (*) refiere a QT corregido.

Bloqueo auriculoventricular congénito. Las recomendaciones actuales no justifican ningún aplazamiento innecesario para la estimulación cardiaca permanente en este tipo de pacientes por el riesgo inminente de muerte súbita, aunque no presenten ningún síntoma.

En la miocardiopatía hipertrófica. Tiene indicación de estimulación eléctrica (clase IIb) solo la forma obstructiva del tracto de salida del ventrículo izquierdo asociada a síntomas que no respondan a fármacos inotrópicos negativos, a los cuales no se les pueda realizar miectomía o ablación septal con alcohol o tengan contraindicación para ello. El modo de estimulación cardiaca indicada en esta enfermedad es la secuencial con intervalo AV entre 100 ± 30 ms.

En el síndrome de QT largo. La causa desencadenante de la arritmia en estos pacientes es un aumento súbito de la actividad simpática mediada por los nervios simpáticos cardiacos del lado izquierdo, por lo que los betabloqueadores constituyen el pilar del tratamiento. De continuar los síncopes se recomienda la extirpación del ganglio estrellado izquierdo o la implantación de un desfibrilador automático implantable (DAI).

En las recomendaciones actuales no está indicada la estimulación con marcapasos porque estos pueden reducir síntomas, pero no prevenir la muerte súbita.

En las distrofias musculares. Enfermedad neuromuscular hereditaria caracterizada por un desgaste progresivo del músculo esquelético. La cardiopatía (muerte súbita e insuficiencia cardiaca) es un padecimiento común en estos pacientes. Actualmente se carece de estudios que permitan desarrollar criterios de implante de marcapasos y desfibriladores.

La estimulación con marcapasos está indicada cuando aparecen bradiarritmias o trastornos de la conducción, pero hay que tener presente que esta sola no evita la muerte súbita cardiaca en este grupo de pacientes, en los cuales las arritmias ventriculares son muy frecuentes y constituyen la causa del desenlace fatal.

En el embarazo. Los riesgos de implantes de marcapasos son considerados bajos para la madre y se aconseja implantar el mismo después de las ocho semanas de gestación a fin de proteger el feto.

En la apnea del sueño. Alteración respiratoria caracterizada por una interrupción total o parcial de la columna de aire inspiratorio durante el sueño, con la consiguiente hiposaturación. Se presenta de forma central o periférica; en la primera se expresa por una paralización de la actividad del diafragma, y en la segunda, por pérdida del tono de la musculatura de las vías aéreas superiores. La central es muy común en los pacientes con insuficiencia cardiaca. En la actualidad se carece de estudios que justifiquen la implantación de un marcapasos.

Ante algunas situaciones clínicas (si el paciente tiene o no indicación de implantación de marcapasos y si este es definitivo o transitorio) recomiendo contestar las siguientes preguntas:

1. ¿Cuál es la gravedad de los síntomas?

2. Establezca la relación entre el síntoma y el trastorno eléctrico.

3. ¿Qué clase de recomendación tiene el paciente para implantar un marcapasos?

4. ¿Es un bloqueo con QRS ancho o estrecho?

5. ¿Cuál es el posible sitio anatómico del bloqueo?

6. ¿Necesita marcapasos transitorio o permanente?

7. ¿Se puede demostrar la etiología? Hay que apoyarse en el gráfico siguiente:

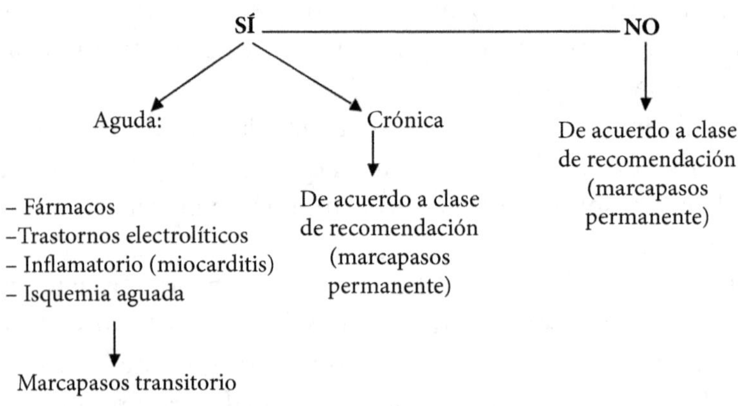

CAPÍTULO V
INTERPRETACIÓN DEL ELECTROCARDIOGRAMA DE PACIENTES CON MARCAPASOS PERMANENTE

La interpretación del electrocardiograma es esencial para evaluar el adecuado funcionamiento o no del marcapasos. El electrocardiógrafo es un recurso esencial, disponible en los centros del sistema de salud. Estos equipos pueden ser:

1. Electrocardiógrafo analógico: cuenta con un amplificador operacional que registra y amplifica la actividad eléctrica del corazón en tiempo real, es decir, las ondas que se inscriben en el electrocardiograma corresponden al fenómeno eléctrico que está sucediendo en ese momento en el corazón. Es el equipo que se recomienda para la evaluación del paciente con marcapasos. También se aconseja el registro en la derivación donde mejor se observan los complejos y la espiga de sugerencia DII.

2. Electrocardiógrafo digital: cuenta con un amplificador operacional con un software que inicialmente recoge la señal eléctrica del corazón, analiza toda la gráfica y la interpreta para después imprimir el registro, por tanto la impresión del electrocardiograma no es en tiempo real, sino al pasar varios segundos desde que sucedieron los fenómenos eléctricos que se inscriben. Este equipo no es el recomendado para la evaluación de pacientes con marcapasos porque puede llevar tanto a falsos negativos como positivos.

Otros de los recursos necesarios para evaluar este electrocardiograma es el uso de compás y regla para realizar mediciones exactas de tiempos.

A continuación se muestran trazados electrocardiográficos de pacientes con marcapasos con funcionamiento adecuado y disfuncional, con el objetivo de que los profesionales de la salud que no estén directamente relacionados con el seguimiento de estos pacientes logren interpretarlos y brinden soluciones.

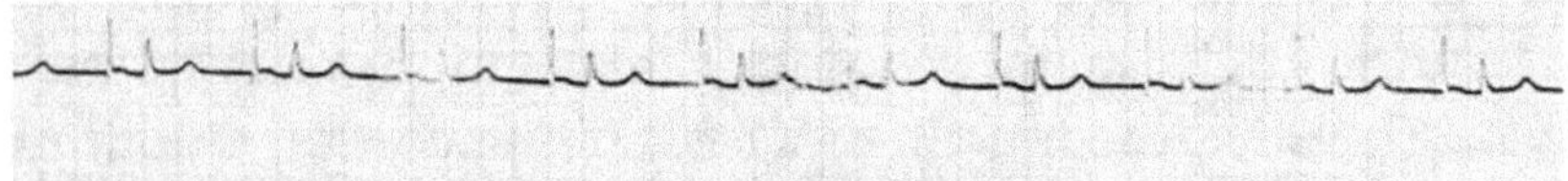

DII

Fig. 5.1. Diagnóstico: modo AAI. Estimulación unipolar adecuada. Todos los complejos son electroestimulados.

Interpretación: espiga del electroestímulo de gran tamaño que precede a la onda P, después aparece el complejo QRS activado por el sistema de conducción propio del paciente.

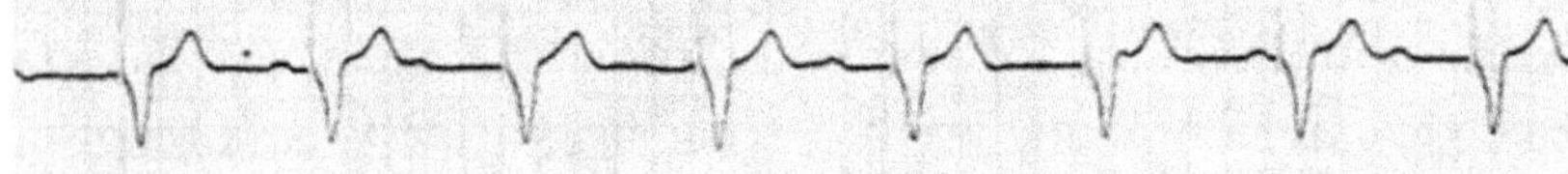

DII

Fig. 5.2. Diagnóstico: modo VVI. Estimulación unipolar adecuada. Todos los complejos son electroestimulados.

Interpretación: espiga del electroestímulo de gran tamaño que precede al complejo QRS; la activación ventricular es por el marcapasos. La onda P no guarda relación con el QRS y se mantiene la disociación auriculoventricular.

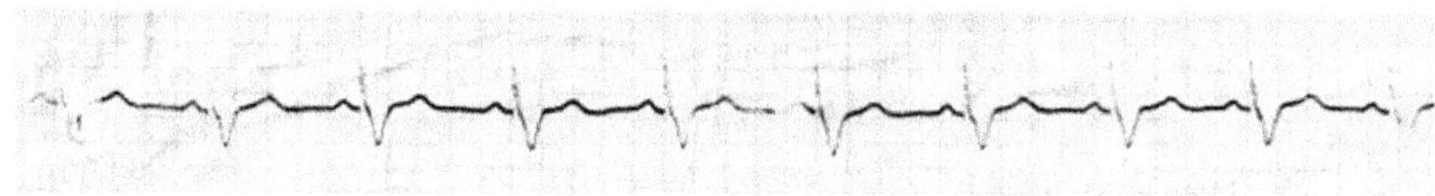

DII

Fig. 5.3. Diagnóstico: modo VDD. Estimulación unipolar adecuada. Todos los complejos son electroestimulados.

Interpretación: espiga del electroestímulo de gran tamaño que precede al complejo QRS; la activación ventricular es por el marcapasos. Cada onda P va seguida de la espiga y QRS correspondientes, por lo que hay sensaje de la misma (P). Esta modalidad de estimulación solo puede sensar la aurícula, no la puede estimular. Se mantiene la secuencia auriculoventricular.

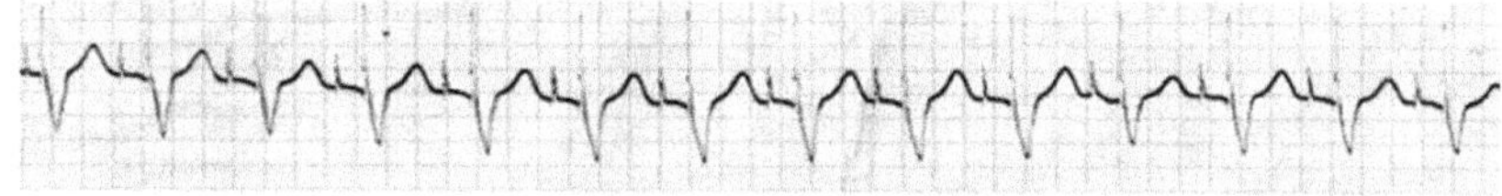

DII

Fig. 5.4. Diagnóstico: modo DDD. Estimulación unipolar adecuada en ambas cámaras. Todos los complejos son electroestimulados. Test del imán.

Interpretación: espiga del electroestímulo de gran tamaño que precede a la onda P y al complejo QRS; la activación auricular y ventricular es por el marcapasos. Se mantiene la secuencia auriculoventricular. Marcapasos estimulando de forma asincrónica a su frecuencia magnética (test del imán).

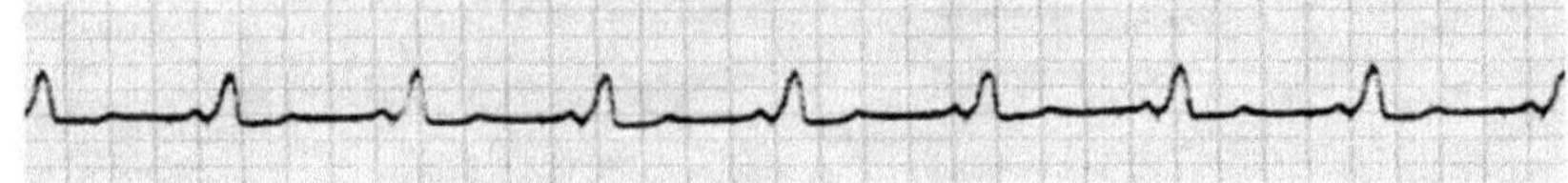

DII

Fig. 5.5. Diagnóstico: modo DDD. Estimulación bipolar adecuada en ambas cámaras. Todos los complejos son electroestimulados.

Interpretación: espiga del electroestímulo de pequeño tamaño que precede a la onda P y al complejo QRS; la activación auricular y ventricular es por el marcapasos. Se mantiene la secuencia auriculoventricular.

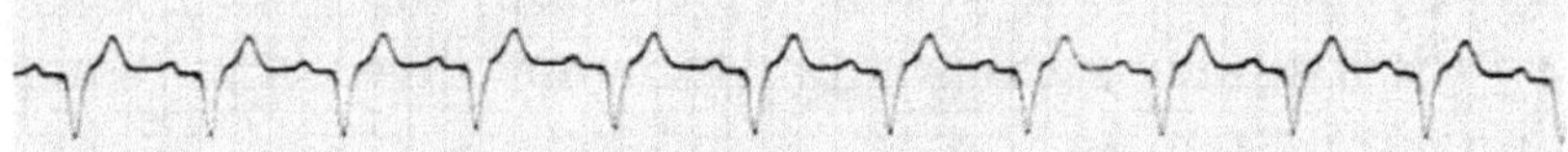

DII

Fig. 5.6. Diagnóstico: modo VDD. Estimulación bipolar adecuada. Todos los complejos son electroestimulados.

Interpretación: espiga del electroestímulo de pequeño tamaño que precede al complejo QRS; la activación ventricular es por el marcapasos. Cada onda P va seguida de la espiga y QRS correspondientes, por lo que hay sensaje de la misma (P). Esta modalidad de estimulación solo puede sensar la aurícula, no la puede estimular. Se mantiene la secuencia auriculoventricular.

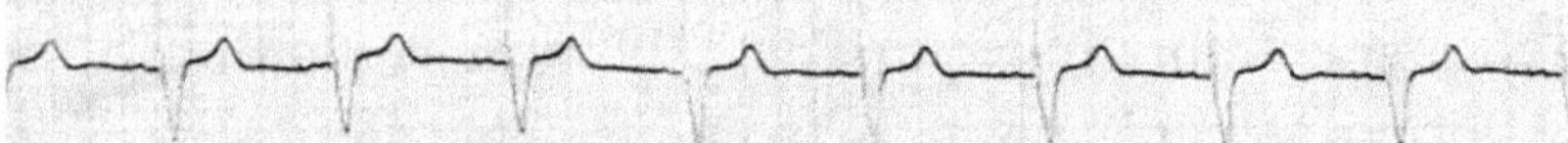

DII

Fig. 5.7. Diagnóstico: modo DDD. Estimulación bipolar en aurícula y unipolar en ventrículo adecuadas. Todos los complejos son electroestimulados.

Interpretación: espiga del electroestímulo de pequeño tamaño que precede a la onda P y de gran tamaño que precede al complejo QRS; la activación auricular y ventricular es por el marcapasos. Se mantiene la secuencia auriculoventricular.

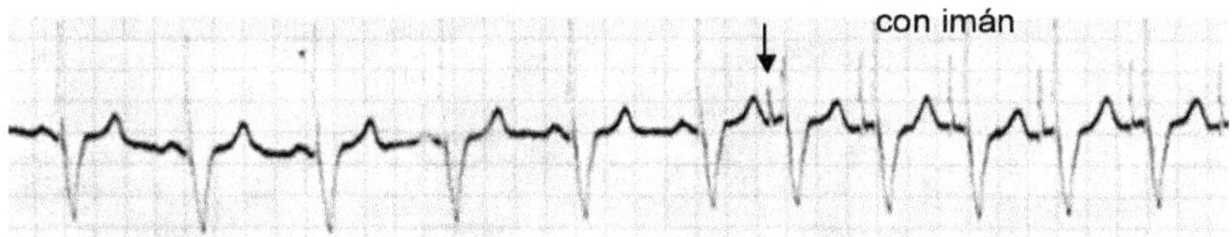

DII

Fig. 5.8. Diagnóstico: modo DDD. Estimulación unipolar adecuada en ambas cámaras. Sensaje adecuado. Test del imán a partir de lo indicado con flecha.

Interpretación: espiga del electroestímulo de gran tamaño que precede a la onda P y al complejo QRS en el ECG con imán (test del imán a partir de la flecha). Obsérvese que inicialmente se sensa la onda P, por lo que está trabajando el marcapasos a modo VDD, pero al ponerle el imán (flecha) sobre la bolsa del generador trabaja a modo DDD, ya que acelera a su frecuencia magnética y estimula de modo asincrónico. Sensaje y estimulación normal de ambas cámaras.

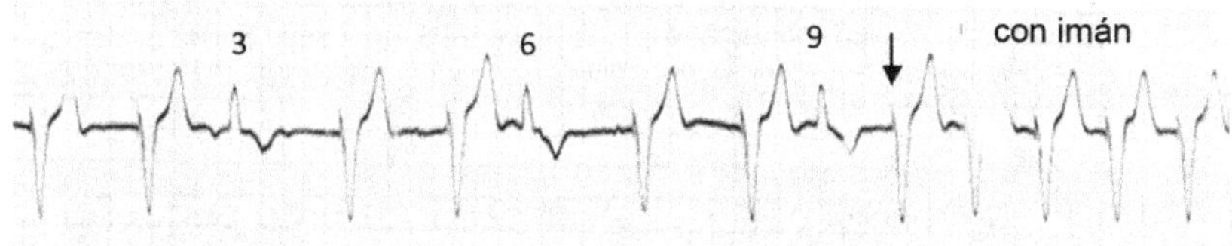

DII

Fig. 5.9. Diagnóstico: modo VVI. Estimulación bipolar adecuada. Sensaje adecuado. Test del imán a partir de lo indicado con flecha.

Interpretación: los complejos QRS 3, 6 y 9 son sensados correctamente por el marcapasos. Al poner el imán (flecha) sobre la bolsa del generador este acelera a su frecuencia magnética y estimula de modo asincrónico inhibiendo los focos ectópicos.

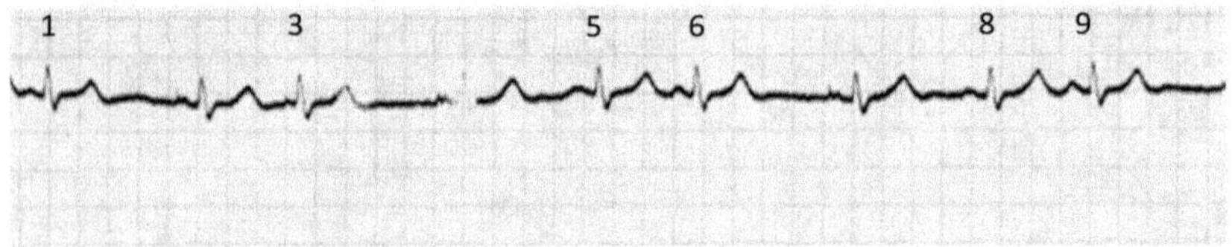

DII

Fig. 5.10. Diagnóstico: modo AAI. Estimulación bipolar adecuada. Sensaje adecuado.

Interpretación: estimulación auricular bipolar adecuada. Los complejos 1, 3, 5, 6, 8 y 9, propios del paciente, son sensados por el marcapasos.

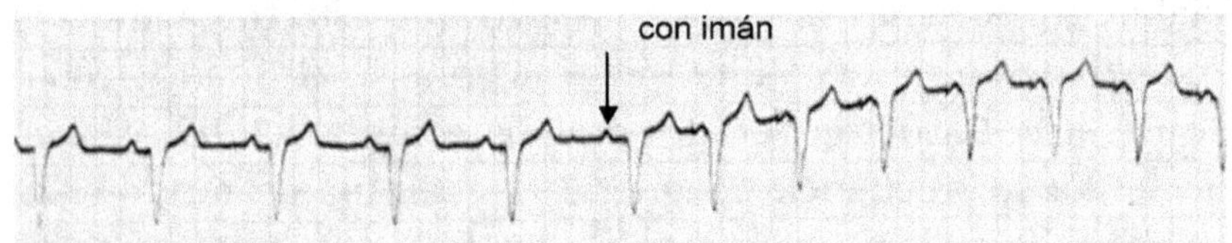

DII

Fig. 5.11. Diagnóstico: modo DDD. Estimulación bipolar adecuada. Sensaje adecuado. Test del imán a partir de lo indicado con flecha.

Interpretación: espiga del electroestímulo de pequeño tamaño que precede a la onda P y al complejo QRS. Obsérvese que inicialmente se sensa la onda P, por lo que está trabajando el marcapasos a modo VDD, pero al ponerle el imán (flecha) trabaja a modo DDD, ya que acelera la frecuencia y estimula de modo asincrónico. Sensaje y estimulación normal de ambas cámaras.

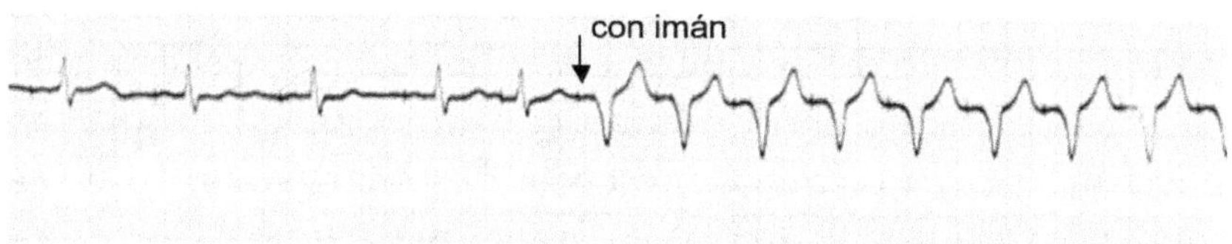

DII

Fig. 5.12. Diagnóstico: modo DDD. Estimulación bipolar adecuada. Sensaje adecuado. Test del imán a partir de lo indicado con flecha.

Interpretación: espiga del electroestímulo de pequeño tamaño que precede a la onda P y al complejo QRS. Obsérvese que inicialmente estimula a la aurícula, la despolariza y pasa al ventrículo por el sistema de conducción del paciente, despolarizando a su vez el ventrículo, sin ser necesaria la electroestimulación (impresiona modo AAI), pero al ponerle el imán (flecha) trabaja a modo DDD, ya que acelera la frecuencia y estimula de modo asincrónico. Sensaje y estimulación normal de ambas cámaras.

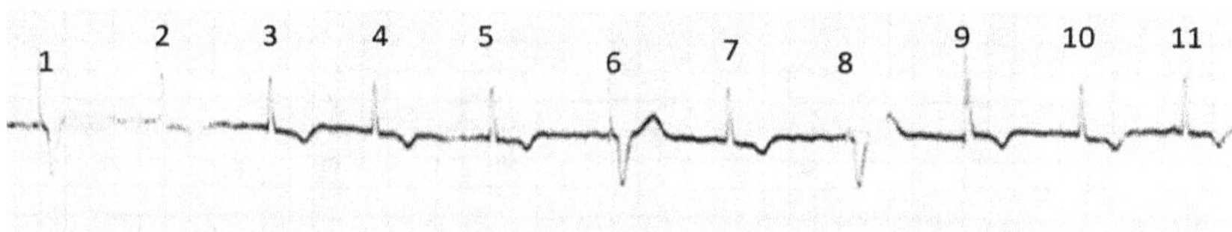

DII

Fig. 5.13. Diagnóstico: modo VVI. Estimulación unipolar adecuada. Sensaje adecuado. Seudofusiones.

Interpretación: los complejos QRS 1, 6 y 8 aparecen por estimulación adecuada del marcapasos; el 3, 4, 5, 7, 10 y 11 son sensados. El 2 y 9 son seudofusiones: la espiga cae en el QRS y lo deforma, pero no se parece al QRS del electroestímulo ni al propio del paciente; la onda T es igual a la del complejo propio del paciente, esto obedece a que el estímulo eléctrico coincide en el tiempo con la actividad propia del paciente, pero no interviene en la despolarización ni en la repolarización del ventrículo, detalle que ayuda al diagnóstico de la seudofusión.

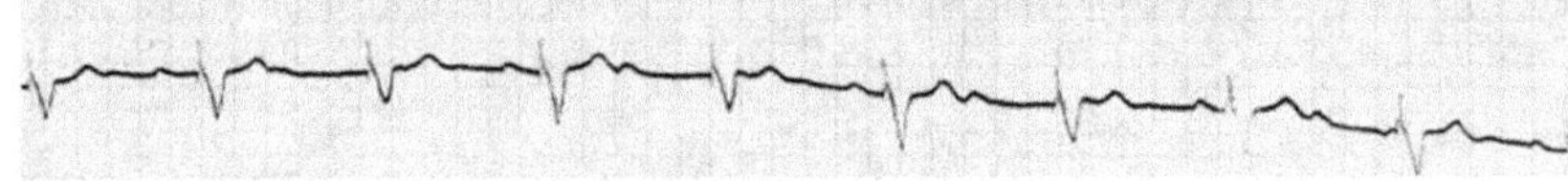

DII

Fig. 5.14. Diagnóstico: modo VVI. Estimulación unipolar adecuada. Todos los complejos son electroestimulados.

Interpretación: espiga del electroestímulo de gran tamaño que precede al complejo QRS; la activación ventricular es por el marcapasos. La onda P no guarda relación con el QRS y se mantiene la disociación auriculoventricular.

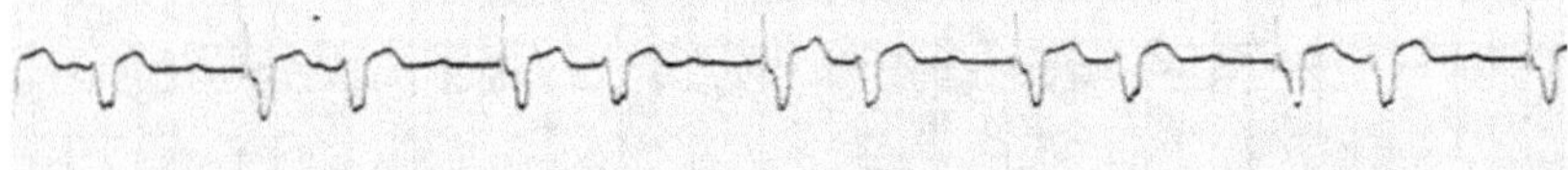

DII

Fig. 5.15. Diagnóstico: modo VVI. Estimulación unipolar adecuada. Sensaje adecuado. Respuestas repetitivas ventriculares bigeminadas.

Interpretación: espiga del electroestímulo de gran tamaño que precede al complejo QRS; la activación ventricular es por el marcapasos. La onda P no guarda relación con el QRS y se mantiene la disociación auriculoventricular. Cada complejo electroestimulado alterna con uno propio del paciente (respuesta repetitiva), el cual tiene mayor frecuencia que la básica del marcapasos. Esta respuesta repetitiva es sensada por el dispositivo, inhibiéndose y comenzando a estimular a su frecuencia básica, relación uno a uno (actividad propia-electroestímulo).

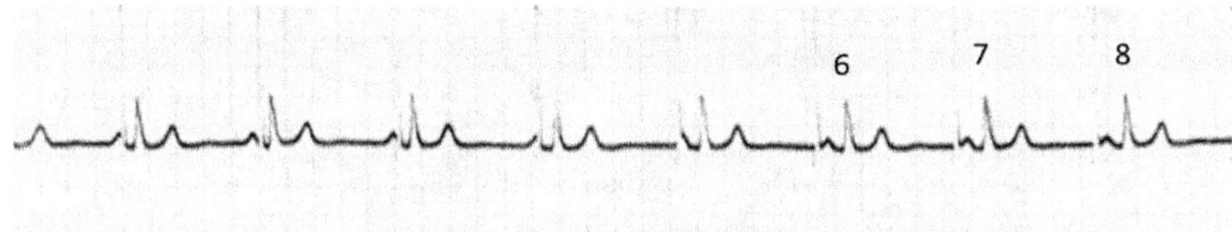

DII

Fig. 5.16. Diagnóstico: modo AAI. Estimulación unipolar adecuada. Fallo de sensaje auricular.

Interpretación: la onda P de los complejos 6, 7 y 8 son estimulados correctamente por el marcapasos. No sensa la P de los complejos iniciales.

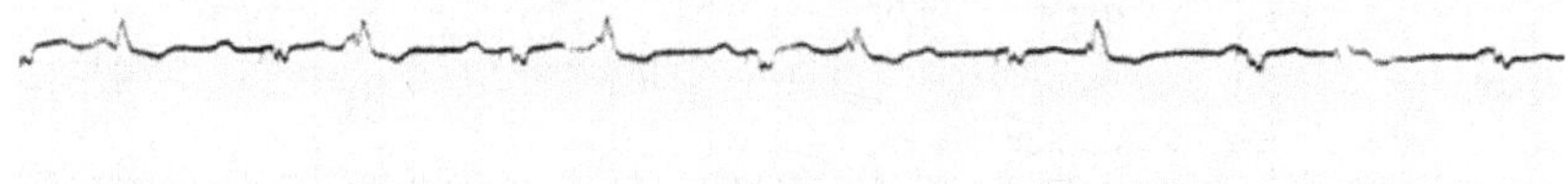

DII

Fig. 5.17. Diagnóstico: modo VVI. Estimulación bipolar adecuada. Sensaje adecuado. Respuestas repetitivas ventriculares bigeminadas.

Interpretación: espiga del electroestímulo de pequeño tamaño que precede al complejo QRS, por lo que la activación ventricular es por el marcapasos. La onda P no guarda relación con el QRS y se mantiene la disociación auriculoventricular. Cada complejo electroestimulado alterna con uno propio del paciente (CVP), el cual tiene mayor frecuencia que la básica del marcapasos. Este CVP es sensado por el dispositivo, inhibiéndose y comenzando a estimular su frecuencia básica, relación uno a uno (actividad propia-electroestímulo).

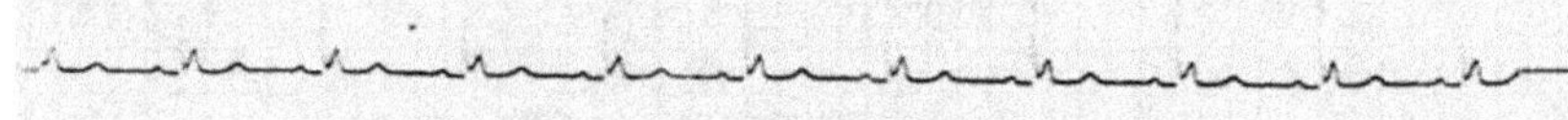

DII

Fig. 5.18. Diagnóstico: modo VDD. Estimulación unipolar adecuada. Todos los complejos son electroestimulados.

Interpretación: cada P va seguida de una espiga y QRS.

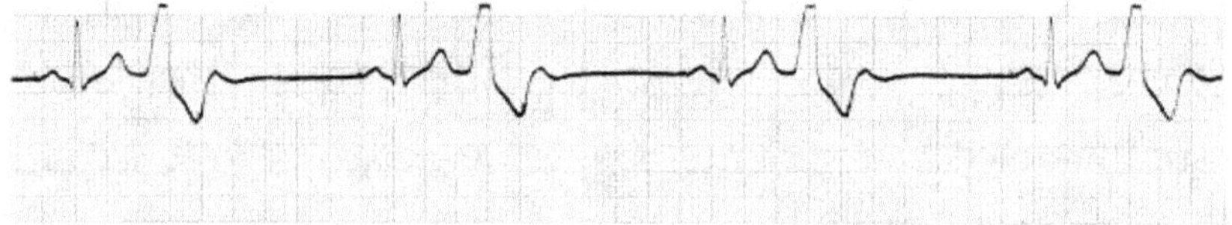

DII

Fig. 5.19. Diagnóstico: modo AAI. Estimulación bipolar adecuada. Sensaje adecuado. Extrasístoles ventriculares bigeminadas.

Interpretación: espiga pequeña estimulando correctamente la aurícula. Extrasístoles ventriculares bigeminadas (CVP). Esta modalidad de estimulación solo sensa la actividad auricular, no los CVP. La espiga sucesiva al CVP cae dentro de la T de este complejo, por lo que se observa como una pequeña melladura en esta onda. La espiga siguiente es el doble de la frecuencia básica del marcapasos, guarda relación numérica con la espiga previa al CVP.

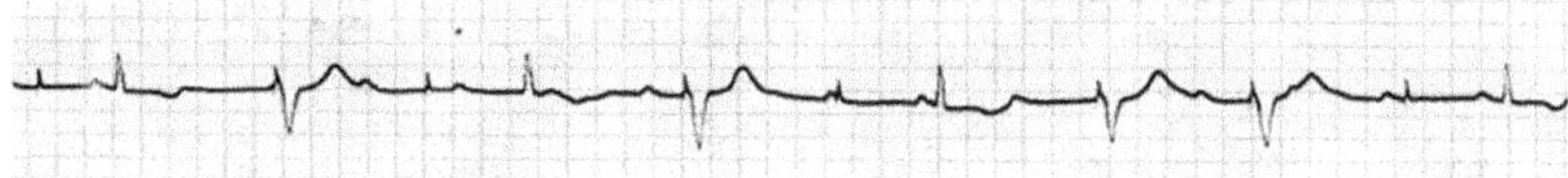

DII

Fig. 5.20. Diagnóstico: modo VVI. Estimulación bipolar. Fallo de estimulación intermitente. Sensaje adecuado.

Interpretación: frecuencia básica del marcapasos a 60 estímulos por minuto y del paciente a 34/min. La primera deflexión del ECG es una espiga fallida que se repite varias veces y el complejo siguiente es propio del paciente, el cual es sensado por el marcapasos en espera de su frecuencia básica de 60/min para estimular adecuadamente al ventrículo. Este fenómeno se repite sucesivamente en el trazo, en relación con el marcapasos agotado.

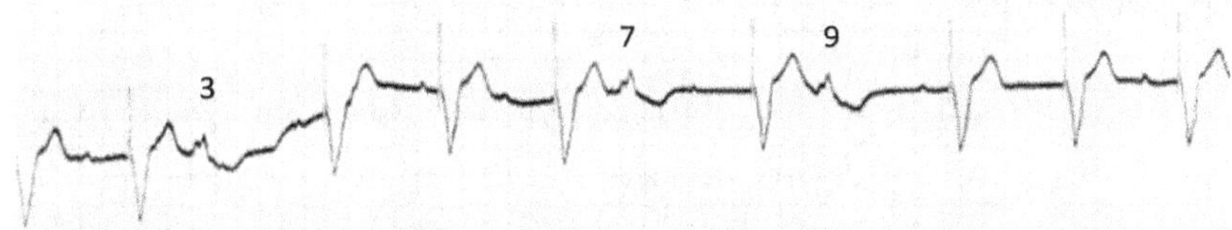

DII

Fig. 5.21. Diagnóstico: modo VVI. Estimulación unipolar adecuada. Sensaje adecuado. Respuestas repetitivas ventriculares.

Interpretación: los complejos 3, 7 y 9 son complejos ventriculares sensados adecuadamente; el marcapasos espera a su frecuencia básica de 60/min para comenzar a estimular de nuevo.

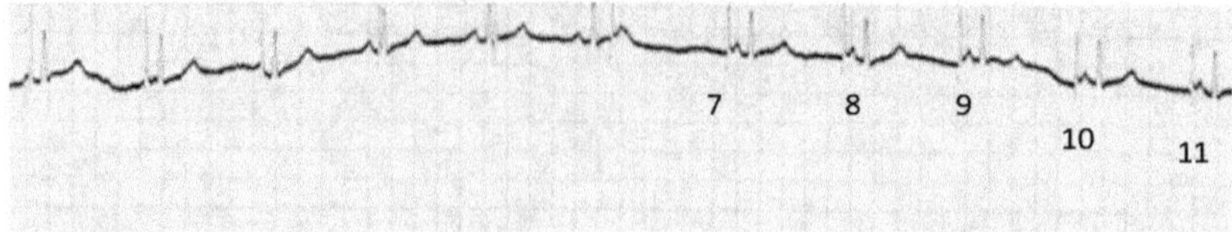

DII

Fig. 5.22. Diagnóstico: modo AAI. Estimulación unipolar adecuada. Fallo de sensaje auricular.

Interpretación: la onda P de los complejos 7, 8, 9, 10 y 11 es estimulada correctamente por el marcapasos. No sensa la P de los complejos iniciales.

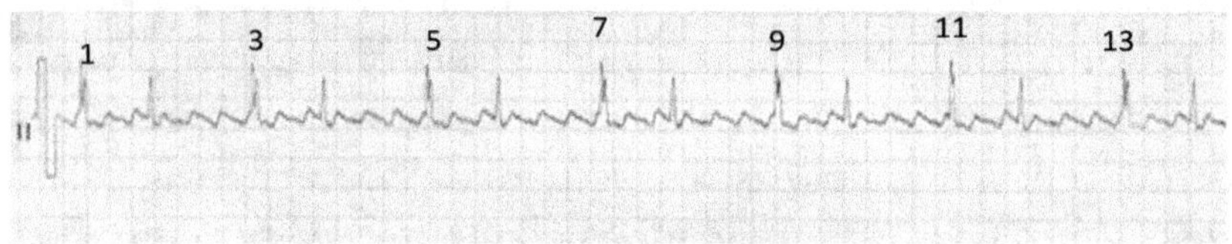

DII

Fig. 5.23. Diagnóstico: modo VVI. Estimulación unipolar adecuada. Sensaje adecuado. *Flutter* auricular.

Interpretación: ritmo de base *flutter* auricular. En el ECG hay complejos QRS propios del paciente. Los complejos 1, 3, 5, 7, 9, 11 y 13 son seudofusiones (la espiga cae en el QRS y lo deforma), pero no se parecen al QRS del electroestímulo ni al propio del paciente; la onda T es igual a la del complejo propio del paciente, detalle que ayuda al diagnóstico de la seudofusión.

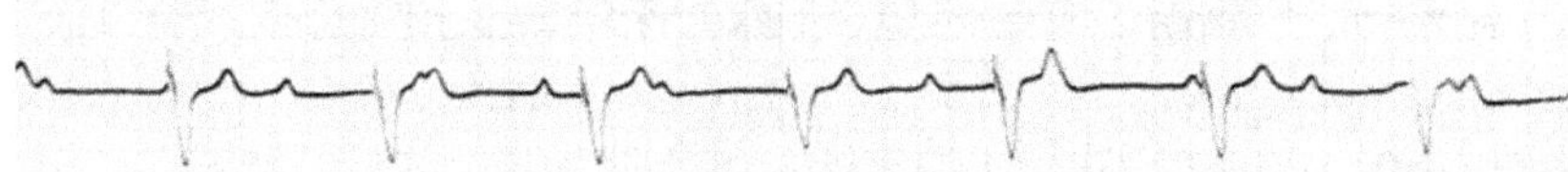

DII

Fig. 5.24. Diagnóstico: modo VVI. Estimulación unipolar adecuada. Todos los complejos son electroestimulados.

Interpretación: espiga del electroestímulo de gran tamaño que precede al complejo QRS; la activación ventricular es por el marcapasos. La onda P no guarda relación con el QRS y se mantiene la disociación auriculoventricular.

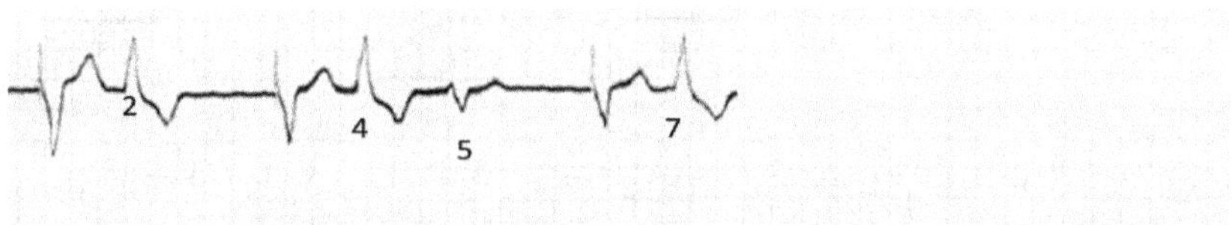

DII

Fig. 5.25. Diagnóstico: modo VVI. Estimulación unipolar adecuada. Sensaje adecuado. Extrasístoles ventriculares polimorfas.

Interpretación: extrasístoles ventriculares polimorfas (complejos 2, 4, 5 y 7) sensadas adecuadamente por el marcapasos.

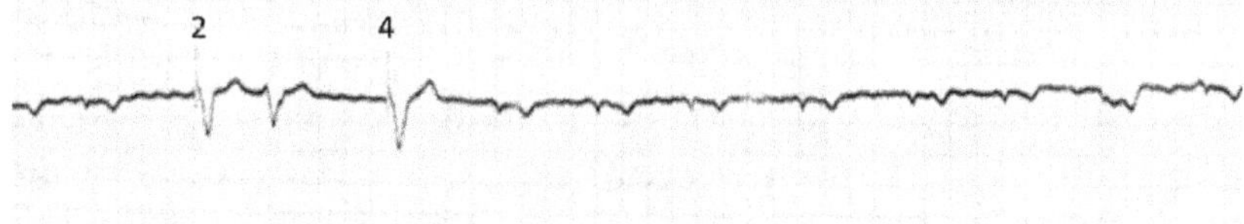

DII

Fig. 5.26. Diagnóstico: modo VVI. Estimulación unipolar adecuada. Sensaje adecuado. Fibrilación auricular.

Interpretación: ritmo de base fibrilación auricular. Los complejos QRS 2 y 4 son estimulados por el marcapasos, los restantes son propios del paciente.

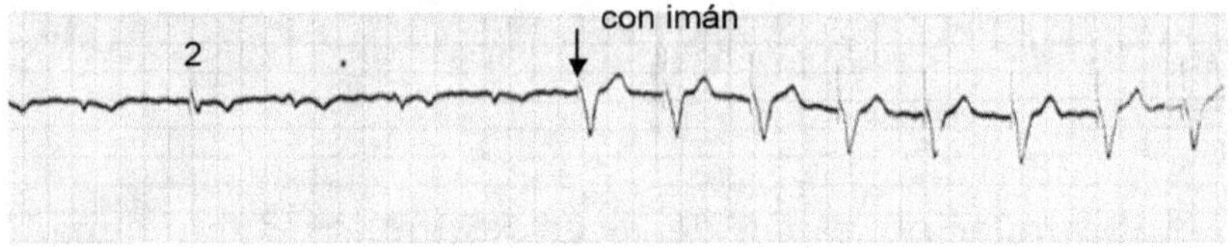

DII

Fig. 5.27. Diagnóstico: modo VVI. Estimulación unipolar adecuada. Seudofusión. Fibrilación auricular de base. Test del imán a partir de lo indicado con flecha.

Interpretación: ritmo de base fibrilación auricular. En el ECG sin imán el complejo 2 es una seudofusión porque la espiga coincide en el tiempo con el QRS y lo deforma; pero este QRS no se parece al QRS del electroestímulo ni al propio del paciente. La onda T en este complejo es igual a la del complejo con ritmo propio, lo cual obedece a que el electroestímulo coincide en el tiempo con la actividad intrínseca del corazón, pero no interviene en la despolarización ni en la repolarización del ventrículo, por lo que la onda T es igual a la del complejo nativo, detalle que ayuda al diagnóstico de la seudofusión.

El resto de los complejos QRS propios del paciente superan la frecuencia de base del marcapasos; este los sensa y se inhibe. Con el imán (flecha) el marcapasos pasa a modo asincrónico, aumenta la frecuencia y se observan todos los complejos QRS electroestimulados.

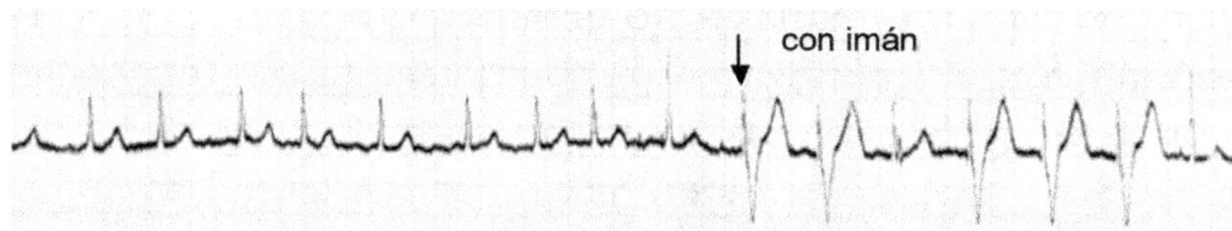

DII

Fig. 5.28. Diagnóstico: modo VVI. Estimulación unipolar adecuada. Sensaje adecuado. Seudofusión. Fibrilación auricular. Test del imán a partir de lo indicado con flecha.

Interpretación: en el ECG sin imán se observan complejos QRS propios del paciente (no están precedidos de espiga), ya que el marcapasos se encuentra inhibido porque la frecuencia del paciente es superior a la frecuencia básica de estimulación. Con el imán (flecha), el marcapasos pasa a modo asincrónico, aumenta la frecuencia y se observan los complejos QRS electroestimulados.

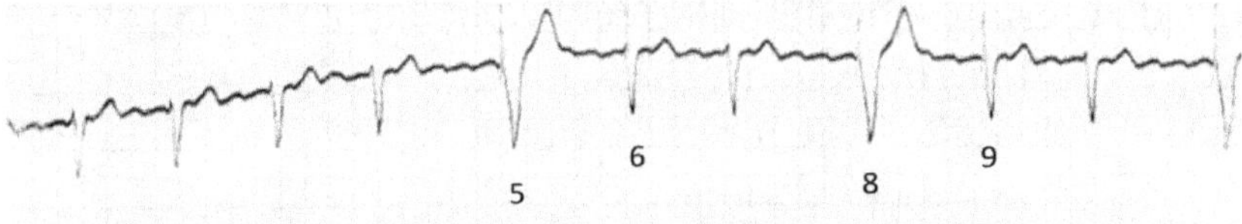

DII

Fig. 5.29. Diagnóstico: modo VVI. Estimulación unipolar adecuada. Sensaje adecuado. *Flutter* auricular. Seudofusión.

Interpretación: ondas de *flutter* en la línea basal. Inicialmente marcapasos inhibido porque la frecuencia del paciente supera la básica de estimulación. Se observan complejos QRS electroestimulados (5 y 8) y los complejos 6 y 9 son seudofusiones porque las espigas caen iniciando el QRS, pero no tienen ningún efecto debido a que coinciden en el tiempo con el estímulo propio del paciente. Se reconocen porque el QRS y la onda T son iguales a las del paciente, es decir, estas espigas no tienen ningún efecto sobre la despolarización ventricular, solo se inscribieron en el ECG.

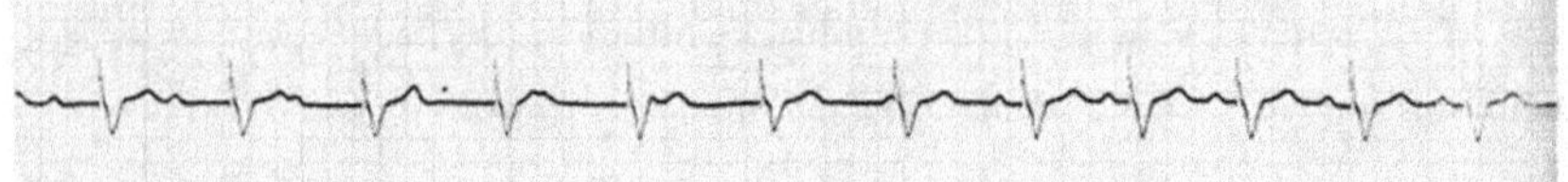

DII

Fig. 5.30. Diagnóstico: modo VDD. Estimulación unipolar adecuada. Fallo de sensaje auricular intermitente.

Interpretación: inicialmente la onda P no es seguida de la espiga que despolariza el ventrículo (espiga por delante del QRS), fallo de sensaje auricular. Después estas P son seguidas de la espiga que despolariza el ventrículo, sensaje adecuado, lo cual permite identificar que el marcapasos es VDD, con el fallo de sensaje intermitente de la P.

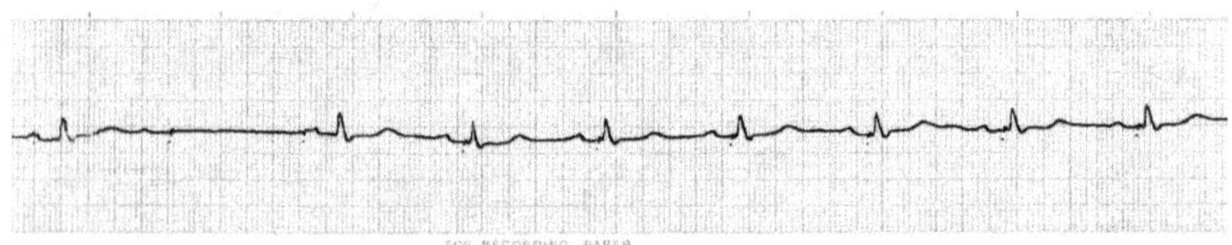

DII

Fig. 5.31. Diagnóstico: modo VDD. Estimulación bipolar. Fallo de estimulación ventricular intermitente. Fallo de sensaje auricular intermitente.

Interpretación: al inicio el dispositivo no sensa la onda P (obsérvese que la espiga se inscribe en la onda P), después se inscribe una espiga fallida (no se observa QRS —fallo de estimulación ventricular); el siguiente estímulo es fallido también, aparece por delante de la P impresionando que la estimula. Obedece a que el generador está programado a 60/min (frecuencia básica) y coincide en el tiempo con el inicio de la onda, pero no la despolariza. Después sensa ambas cámaras y estimula el ventrículo correctamente.

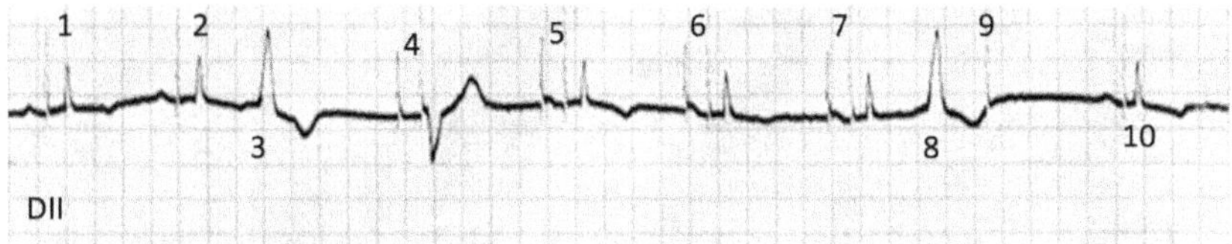

Fig. 5.32. Diagnóstico: modo DDD. Estimulación unipolar de ambas cámaras. Estimulación y sensaje auricular adecuados. Fallo de estimulación y sensaje ventricular intermitente. PR en 0,32 s.

Interpretación: el marcapasos sensa y estimula la aurícula (complejos 1, 2, 4, 5, 6, 7 y 10). El dispositivo sensa la P de los complejos 1, 2 y 10, espera el tiempo de conducción AV a que está programado y estimula fallidamente en el ventrículo, el impulso sinusal alcanza el ventrículo por el sistema de conducción propio del corazón, con un PR de 0,32 s. El 3 es una extrasístole ventricular (CVP) que se sensa y luego el marcapasos comienza a estimular DDD a la frecuencia de base (complejos 4, 5, 6 y 7). Estimula la aurícula correctamente con fallo de estimulación del ventrículo (aparece la espiga fallida por detrás de la onda P y el estímulo alcanza los ventrículos por el sistema de conducción normal con un PR de 0,32 s). El complejo número 8 es otro CVP que no es sensado por el marcapasos y aparece una espiga (9) fallida, debido a que cae dentro del período refractario propio del paciente y no puede despolarizar el ventrículo, lo cual es normal.

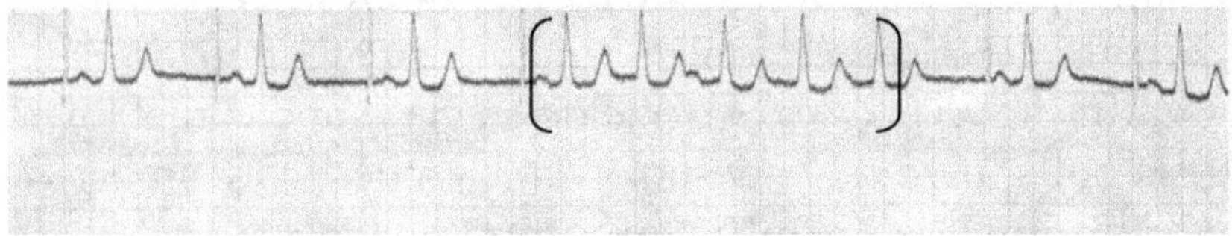

DII

Fig. 5.33. Diagnóstico: modo AAI. Estimulación unipolar adecuada. Sensaje adecuado. Paroxismo de fibrilación auricular autolimitado.

Interpretación: espigas de gran tamaño que estimulan la aurícula adecuadamente, el estímulo baja por el sistema de conducción del paciente y despolariza el ventrículo. Entre corchetes se observa paroxismo de fibrilación auricular con una frecuencia mayor que la básica del marcapasos, sensada correctamente por el dispositivo e inhibiéndose.

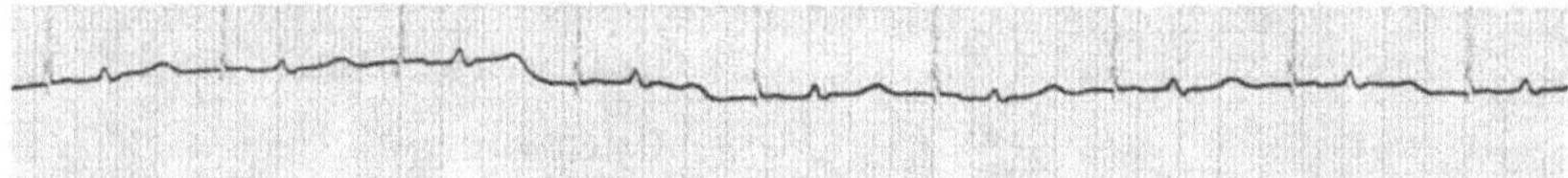

DII

Fig. 5.34. Diagnóstico: modo AAI. Estimulación unipolar adecuada. Sensaje adecuado. PR largo.

Interpretación: cada espiga va seguida de onda P, pero el estímulo alcanza los ventrículos por el sistema de conducción normal con un PR de 0,32 ms.

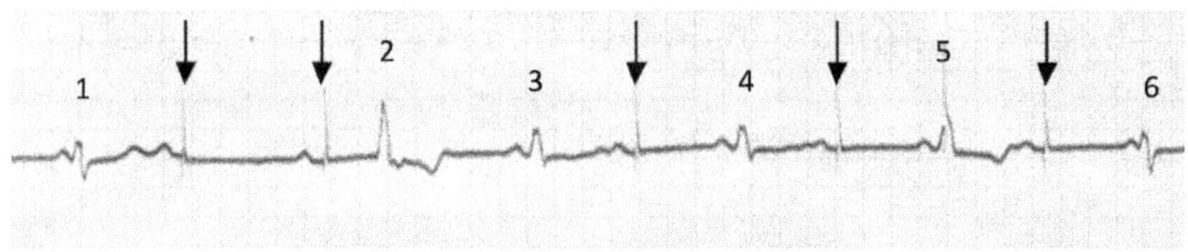

DII

Fig. 5.35. Diagnóstico: modo VDD. Estimulación unipolar fallida. Sensaje auricular adecuado. Complejo de fusión. Bloqueo auriculoventricular de tercer grado intermitente.

Interpretación: en el trazado, la onda P siempre es sensada por el canal auricular del marcapasos. Se observan espigas (flechas) que no estimulan el ventrículo en ningún momento (espigas que guardan relación con la P pero no con el QRS). Los complejos QRS 1, 3, 4 y 6 nacen en el nodo sinusal y se conducen a los ventrículos, por lo que el bloqueo es intermitente. El complejo 2 es un escape (se reconoce porque la frecuencia es menor que la de base del paciente). El complejo 5 es una seudofusión porque la espiga cae sobre el QRS pero no tiene ningún efecto, ya que coincide en el tiempo con el estímulo propio del paciente. Esto se reconoce porque el QRS y la onda T son iguales a las del paciente, es decir, esta espiga no tiene ningún efecto sobre la despolarización ventricular, solo se inscribió en el ECG.

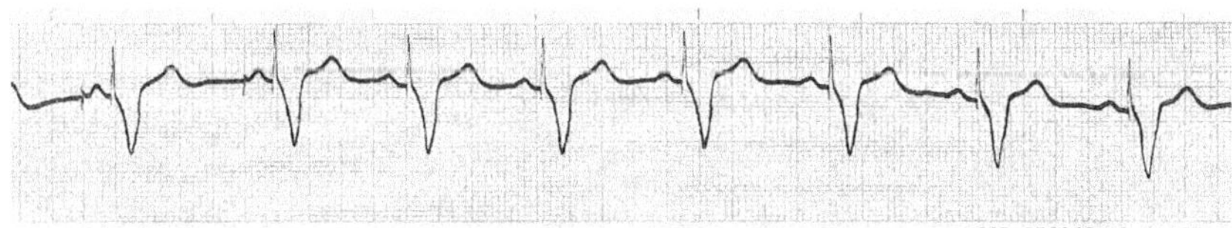

DII

Fig. 5.36. Diagnóstico: modo DDD. Estimulación unipolar adecuada en aurícula y ventrículo. Sensaje adecuado de ambas cámaras.

Interpretación: inicialmente el marcapasos estimula la aurícula y el ventrículo, después sensa la onda P y estimula el ventrículo (pasa a modo VDD).

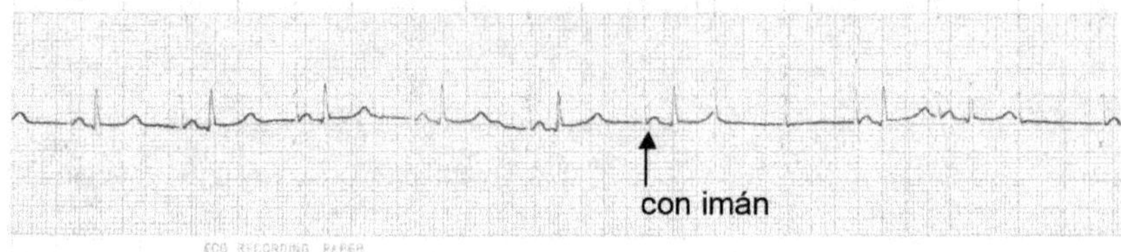

DII

Fig. 5.37. Diagnóstico: modo AAI. Estimulación unipolar. Fallo de estimulación auricular intermitente con el test del imán a partir de lo indicado con flecha.

Interpretación: espigas de gran tamaño que estimulan adecuadamente a la aurícula. Con el imán (a partir de la flecha) el marcapasos se vuelve asincrónico, aumenta su frecuencia de estimulación a 100/min y se observa fallo de estimulación auricular con pausas sinusales en relación con el electrodo desplazado.

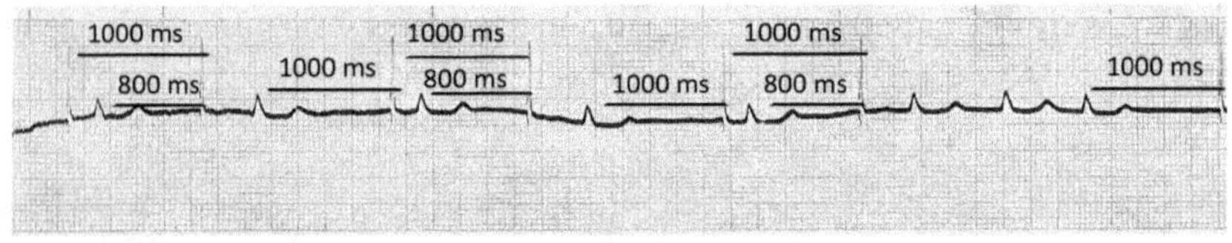

Fig. 5.38. Diagnóstico: modo VVI. Estimulación unipolar fallida. Fallo de sensaje ventricular intermitente. Fibrilación auricular de base.

Interpretación: espiga de gran tamaño que no guarda relación con los QRS porque no los estimula (fallo de estimulación permanente). Frecuencia básica del marcapasos a 60/

min (1.000 ms). Los complejos 1, 3 y 5 no son sensados, por lo que el dispositivo comienza a estimular a su frecuencia básica. Los complejos 2, 4, 6, 7 y 8 sí son sensados por el marcapasos. Como se observa, espera 1.000 ms (frecuencia básica) para estimular fallidamente.

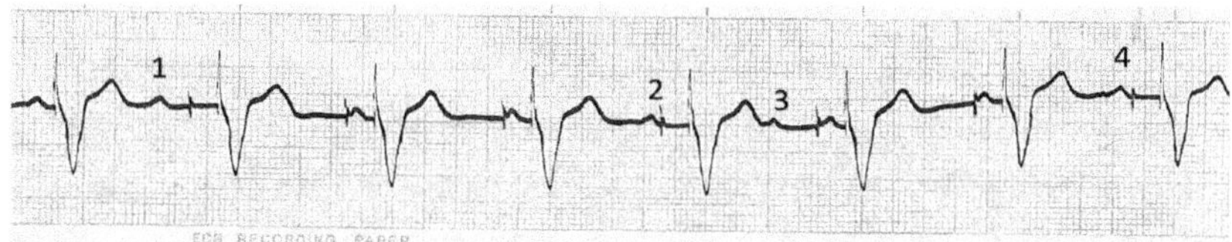

DII

Fig. 5.39. Diagnóstico: modo DDD. Estimulación unipolar adecuada en aurícula y ventrículo. Fallo de sensaje auricular.

Interpretación: espigas de gran tamaño que estimulan la aurícula y el ventrículo adecuadamente. El marcapasos no sensa las P 1, 2, 3 y 4.

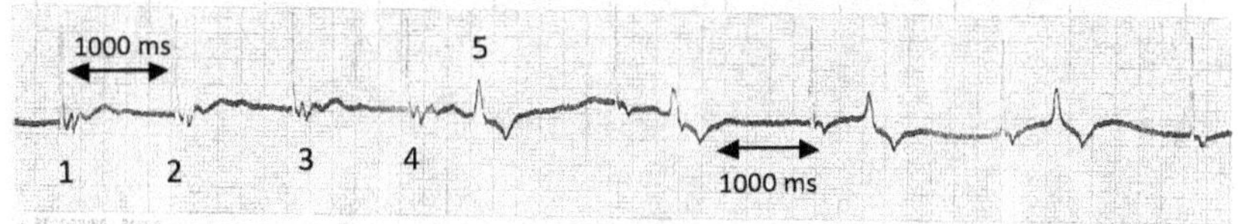

DII

Fig. 5.40. Diagnóstico: modo VVI que alterna con AAI, bloqueo auriculoventricular de primer grado. Estimulación unipolar adecuada en aurícula y ventrículo. Fallo de sensaje por exceso.

Interpretación: el marcapasos inicialmente trabaja VVI a frecuencia básica de 60/min (1.000 ms, flecha de espiga a espiga), los complejos ventriculares 1, 2, 3 y 4 son electroestimulados. El complejo 5 es propio del paciente, el dispositivo sensa la onda T de este complejo, fallo de sensaje por exceso, se reconoce que sensa la T porque espera y comienza a estimular a su frecuencia básica, pasando a modo AAI y seguidamente el estímulo pasa a los ventrículos por el propio sistema de conducción con un retardo de 0,52 s (bloqueo auriculoventricular de primer grado), repitiéndose sucesivamente este fallo en los complejos siguientes. Esta estimulación que alterna en ventrículo y aurícula está relacionada con estimulación monocámara (VVI) y desplazamiento del electrodo, el cual, por el trazado que estimula intermitentemente en ambas cámaras, se encuentra a nivel del plano tricuspídeo. Frecuencia cardiaca del paciente 42/min.

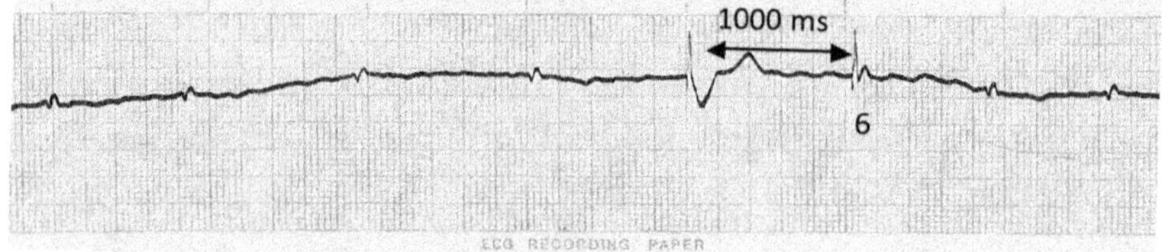

DII

Fig. 5.41. Diagnóstico: modo VVI. Estimulación unipolar adecuada. Sensaje adecuado. Fusión (complejo 6). Fibrilación auricular de base.

Interpretación: de base fibrilación auricular con respuesta ventricular alrededor de 60/min, frecuencia básica del marcapasos en 60/min (1.000 ms), obsérvese el tiempo entre las espigas. El complejo 6 es una fusión, coinciden en el tiempo el electroestímulo y estímulo propio del paciente; la despolarización ventricular es por el dispositivo y la actividad propia del paciente. Se reconoce en el ECG porque la espiga cae en el QRS y lo deforma, este no se parece al del electroestímulo ni al propio del paciente. Otro detalle es que la T de este complejo también es diferente a los dos tipos de estímulos ventriculares (propio y electroestímulo).

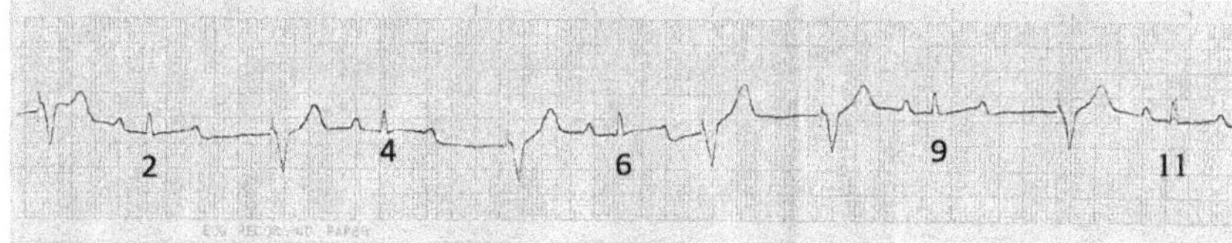

DII

Fig. 5.42. Diagnóstico: modo VVI. Estimulación unipolar adecuada. Sensaje adecuado.

Interpretación: espigas de gran tamaño que despolarizan el ventrículo. Actividad propia del paciente sensada adecuadamente, con conducción auriculoventricular conservada (complejos 2, 4, 6, 9 y 11).

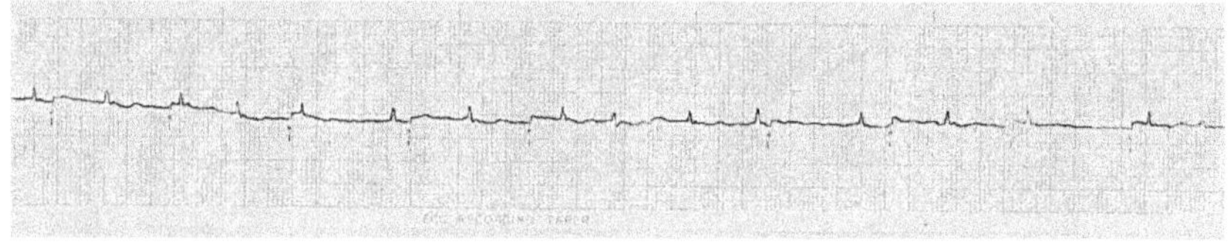

DII

Fig. 5.43. Diagnóstico: modo VVI. Estimulación unipolar fallida permanente. Fallo de sensaje permanente. Fibrilación auricular de base.

Interpretación: fibrilación auricular de base con una respuesta ventricular alrededor de 100/min, muy por encima de la frecuencia básica del marcapasos (60/min), el cual tenía que inhibirse (fallo de sensaje). Las espigas no despolarizan en ningún momento el ventrículo (fallo de estimulación). Disfunción del dispositivo en relación con desplazamiento de electrodo.

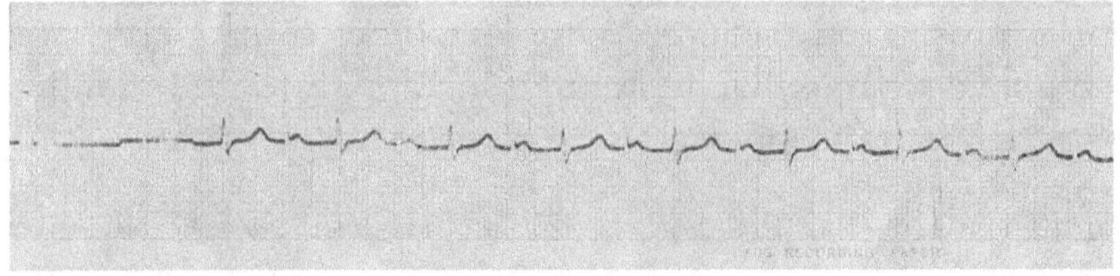

DII

Fig. 5.44. Diagnóstico: modo AAI. Estimulación unipolar adecuada. PR en 0,36 s (bloqueo auriculoventricular de primer grado).

Interpretación: espigas de gran tamaño que despolarizan la aurícula. Cada estímulo auricular despolariza la misma, pasando el ventrículo por el propio sistema de conducción, pero con un tiempo de 0,36 s (bloqueo auriculoventricular de primer grado).

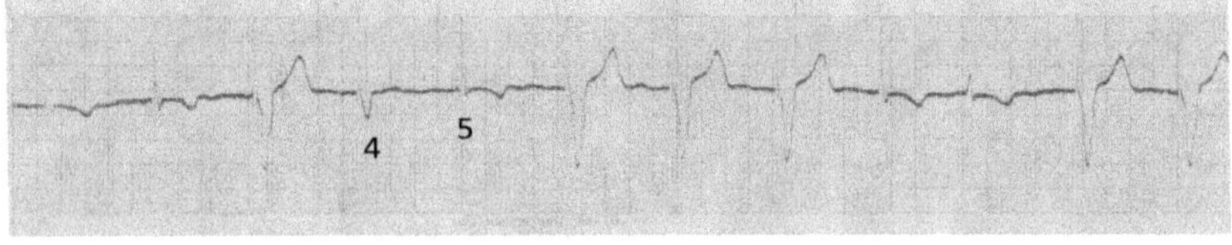

DII

Fig. 5.45. Diagnóstico: modo VVI. Estimulación unipolar adecuada. Sensaje adecuado. Fusión y seudofusión.

Interpretación: espigas de gran tamaño que despolarizan el ventrículo. El complejo 4 es una fusión, coinciden en el tiempo el electroestímulo y estímulo propio del paciente, la despolarización ventricular es por el dispositivo y la actividad propia del paciente. Se reconoce en el ECG porque la espiga cae en el QRS y lo deforma, por lo que este no se parece al del electroestímulo ni al propio del paciente.

Otro detalle es que la T de este complejo también es diferente a los dos tipos de estímulos ventriculares (propio y electroestímulo). El complejo 5 es una seudofusión porque las espigas caen iniciando el QRS pero no tienen ningún efecto, debido a que coinciden en el tiempo con el estímulo propio del paciente. Se reconocen porque el QRS y la onda T son iguales a la del paciente, es decir, esta espiga no tiene ningún efecto sobre la despolarización ventricular, solo se inscribió en el ECG.

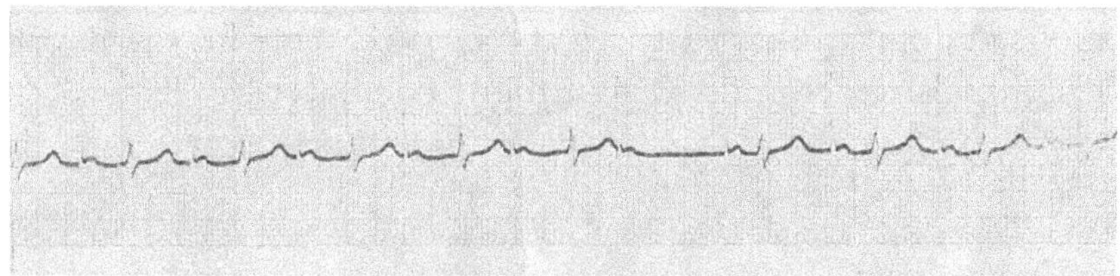

DII

Fig. 5.46. Diagnóstico: modo AAI. Estimulación unipolar adecuada. Bloqueo auriculo-ventricular de segundo grado tipo Mobitz I.

Interpretación: espigas de gran tamaño que despolarizan la aurícula. Cada estímulo auricular despolariza la misma, pasando al ventrículo por el propio sistema de conducción pero con un tiempo inicial de 0,32 s, este tiempo va aumentando progresivamente hasta que una P no alcanza los ventrículos (fenómeno Wenckebach-Luciani), se inscribe una P fallida en el ECG y posteriormente comienza a pasar de nuevo el estímulo a los ventrículos (bloqueo auriculoventricular de segundo grado tipo Mobitz I).

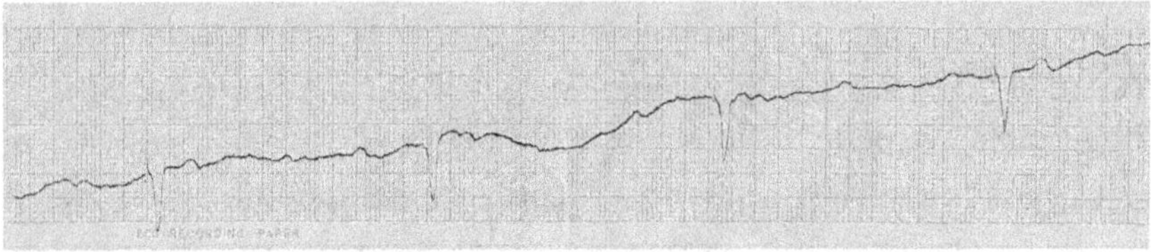

DII

Fig. 5.47. Diagnóstico: modo VVI. Estimulación unipolar adecuada. Batería en vías de agotamiento casi completo.

Interpretación: espigas de gran tamaño que estimulan adecuadamente el ventrículo. Frecuencia del marcapasos a 25/min en relación con agotamiento de batería.

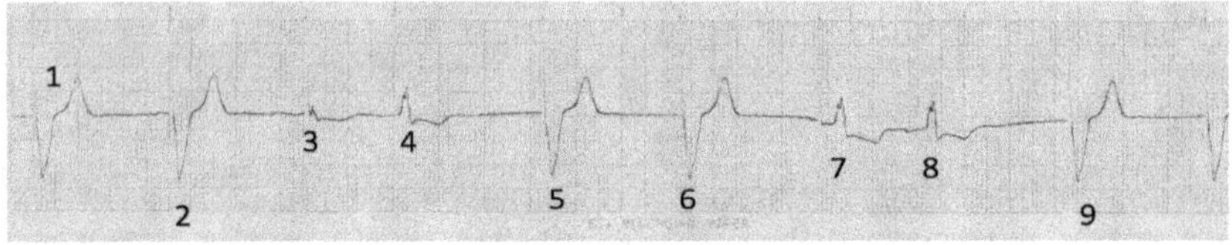

DII

Fig. 5.48. Diagnóstico: modo VVI. Fallo de estimulación ventricular intermitente. Sensaje adecuado.

Interpretación: espigas de gran tamaño, con fallo de estimulación intermitente. Los complejos 1, 2, 5, 6 y 9 son estimulados correctamente. Fallo de estimulación (espiga 3 y 7). Los complejos 4, 7 y 8 son propios de pacientes sensados adecuadamente por el dispositivo. La espiga 7 puede ser motivo de confusión, pues cae por delante del QRS a la frecuencia básica del marcapasos e impresiona que estimula adecuadamente, pero este complejo es igual a los propios del paciente (complejos 4 y 8), detalle que ayuda a identificar el fallo de estimulación.

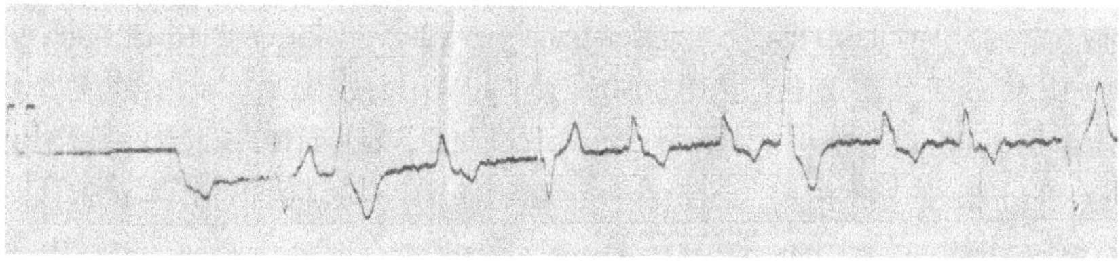

DII

Fig. 5.49. Diagnóstico: modo VVI. Estimulación unipolar adecuada. Sensaje adecuado. Complejos ventriculares monomórficos propios del paciente. Fibrilación auricular de base. Fusiones.

Interpretación: espigas de gran tamaño con estimulación ventricular adecuada. Fibrilación auricular de base. Sensaje adecuado. Complejos ventriculares polimórficos sensados adecuadamente por el marcapasos.

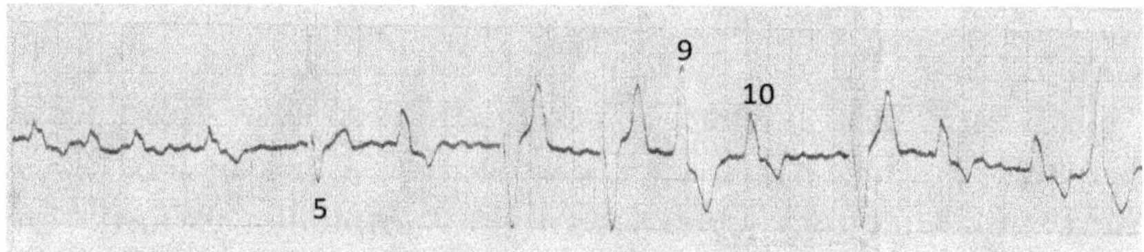

DII

Fig. 5.50. Diagnóstico: modo VVI. Estimulación unipolar adecuada. Sensaje adecuado. Complejos ventriculares polimórficos propios del paciente. Fibrilación auricular de base. Fusión.

Interpretación: espigas de gran tamaño con estimulación ventricular adecuada. Fibrilación auricular de base. Sensaje adecuado. El complejo 5 es una fusión, coinciden en el tiempo el electroestímulo y estímulo propio del paciente; la despolarización ventricular es por el dispositivo y la actividad propia del paciente. Se reconoce en el ECG porque la espiga cae en el QRS y lo deforma, por lo que este no se parece al del electroestímulo ni al propio del paciente. Otro detalle es que la T de este complejo también es diferente a los dos tipos de estímulos ventriculares (propio y electroestímulo). Complejos ventriculares polimórficos (9 y 10) sensados adecuadamente por el marcapasos.

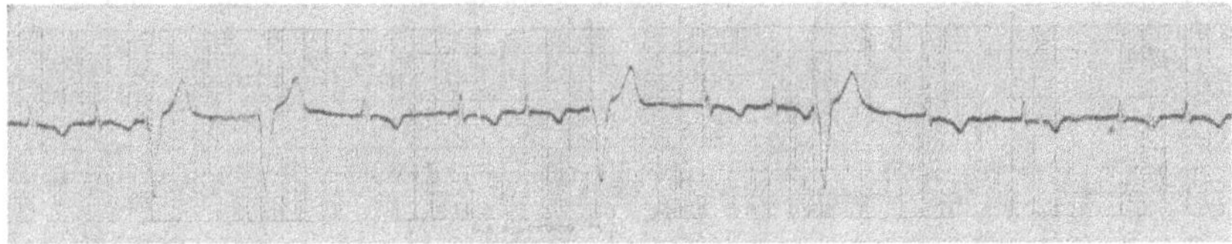

DII

Fig. 5.51. Diagnóstico: modo VVI. Estimulación unipolar adecuada. Fallo de sensaje permanente. Fibrilación auricular de base.

Interpretación: espigas de gran tamaño con estimulación ventricular adecuada. Frecuencia básica del marcapasos a 60/min. El dispositivo no sensa ningún complejo, estimula de forma asincrónica a su frecuencia básica, dando la impresión de fallo de estimulación al aparecer espigas que no estimulan porque caen en el período refractario propio del paciente.

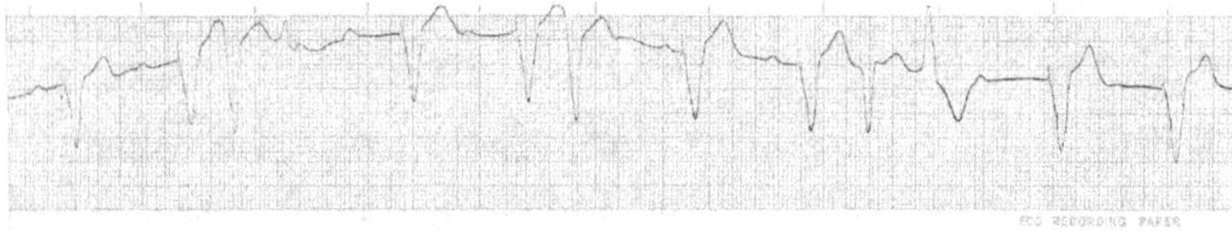

DII

Fig. 5.52. Diagnóstico: modo VVI. Estimulación unipolar adecuada. Sensaje adecuado de complejos ventriculares polimórficos propios del paciente.

Interpretación: espigas de gran tamaño que estimulan al ventrículo adecuadamente. Sensaje adecuado de complejos ventriculares polimórficos.

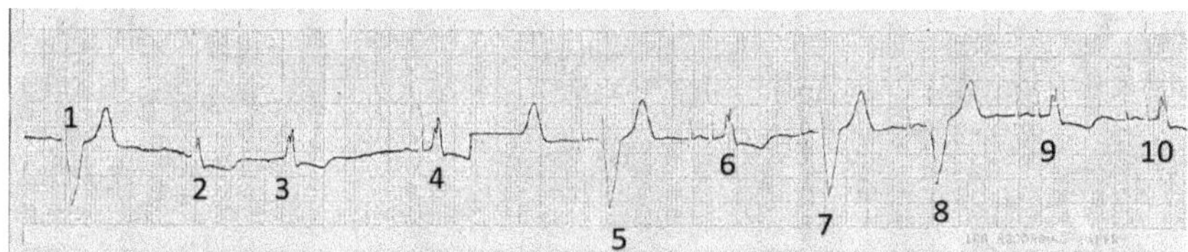

DII

Fig. 5.53. Diagnóstico: modo DDD. Estimulación unipolar de ambas cámaras. Fallo de estimulación ventricular intermitente. Sensaje adecuado de ambas cámaras. Seudofusión.

Interpretación: espigas de gran tamaño que estimulan la aurícula de forma correcta, el dispositivo sensa la aurícula adecuadamente con fallo de estimulación intermitente del ventrículo. En el complejo 1, el marcapasos sensa la aurícula y estimula correctamente el ventrículo. El 2 es una seudofusión (la espiga cae en el QRS y lo deforma, pero la repolarización es igual a un complejo propio del paciente, por lo que no influye en la despolarización del ventrículo). El 3, 4, 6, 9 y 10 son complejos ventriculares propios del paciente, donde el dispositivo sensa la onda P o la estimula, espera su intervalo AV y estimula de forma fallida en el ventrículo, dando la impresión de que lo despolariza porque cae antes del complejo QRS; pero se puede observar que este QRS es igual a los complejos propios, detalle que demuestra el fallo de estimulación. En los complejos 5, 7 y 8 el dispositivo trabaja DDD correctamente.

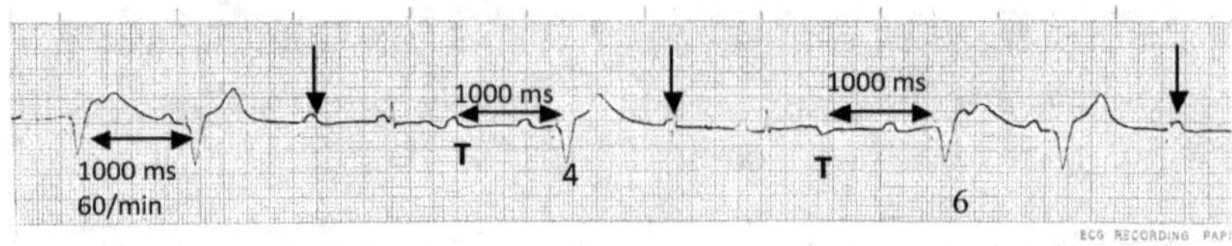

DII

Fig. 5.54. Diagnóstico: modo VVI. Estimulación unipolar. Fallo de estimulación intermitente. Fallo de sensaje ventricular por exceso.

Interpretación: espigas de gran tamaño con fallo de estimulación ventricular intermitente (espigas fallidas señaladas con flechas, estas espigas caen en ocasiones delante o encima de la onda P porque coinciden en el tiempo y se inscriben, pero no influyen en la despolarización de las aurículas, frecuencia auricular 100/min). Frecuencia básica del marcapasos a 60/min. Fallo de sensaje ventricular por exceso, el dispositivo sensa la onda T del complejo precedente, espera a su frecuencia básica para estimular nuevamente (complejos QRS 4 y 6). Disfunción del marcapasos relacionada con electrodo desplazado.

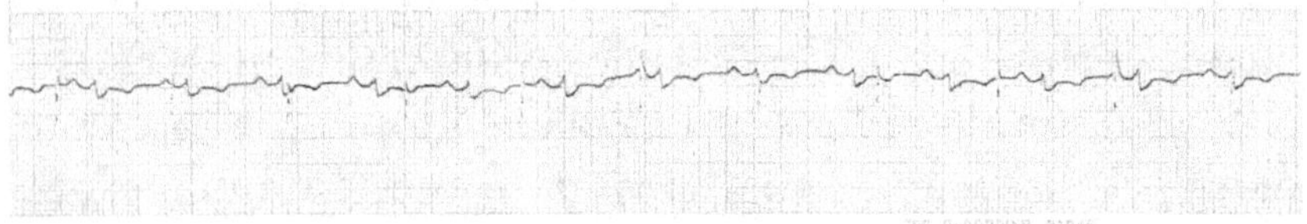

DII

Fig. 5.55. Diagnóstico: modo VVI. Estimulación unipolar. Fallo de estimulación y sensaje permanente. Electrodo desplazado. Ritmo sinusal.

Interpretación: ritmo sinusal de base con una frecuencia cardiaca en 83/min, muy por encima de la frecuencia básica del marcapasos (60/min), el cual tenía que inhibirse (fallo de sensaje). Las espigas no despolarizan en ningún momento el ventrículo (fallo de estimulación). Disfunción del dispositivo en relación con desplazamiento de electrodo.

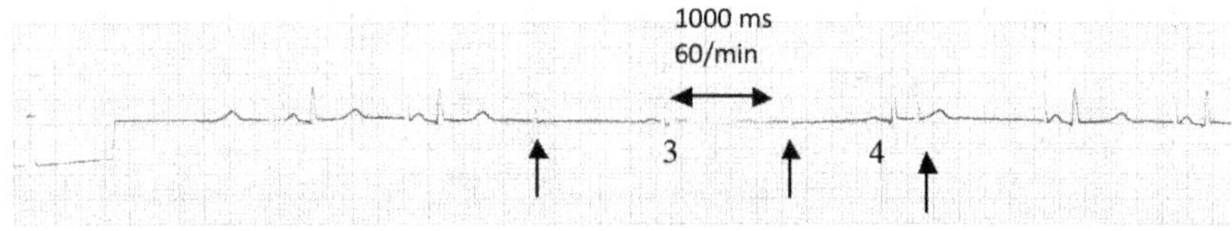

DII

Fig. 5.56. Diagnóstico: modo AAI. Estimulación unipolar. Fallo de estimulación y sensaje auricular intermitente. Pausa de 2 s.

Interpretación: espigas de gran tamaño que estimulan adecuadamente a la aurícula en el inicio y final del trazado, aparecen tres espigas sin estimular (flechas) en relación con fallo de estimulación auricular. La onda P del complejo 3 es sensada por el dispositivo, inhibiéndose el mismo, no siendo así en el complejo 4, donde la onda P no es sensada (fallo sensaje auricular). Entre el complejo 3 y 4 se registra una pausa de 2 s (parada sinusal, no hay onda P ni complejo QRS) con una espiga intermedia que no estimula. Esta espiga aparece porque el marcapasos comienza a estimular a su frecuencia básica, 60/min, es decir, sensa la onda P del complejo precedente y espera para estimular de forma fallida. Estimulación y sensaje fallido en relación con electrodo auricular desplazado.

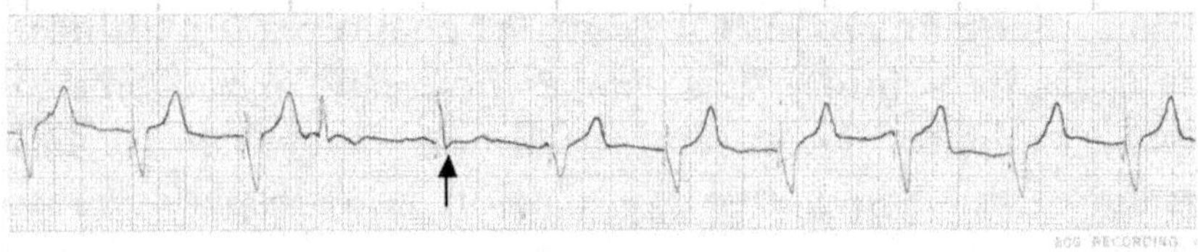

DII

Fig. 5.57. Diagnóstico: modo VVI. Estimulación unipolar adecuada. Sensaje adecuado. Fusión.

Interpretación: espigas de gran tamaño que estimulan al ventrículo. Sensaje adecuado del complejo ventricular propio del paciente. Complejo de fusión (flecha), coinciden en el tiempo electroestímulo y estímulo propio del paciente; la despolarización ventricular es por el dispositivo y la actividad propia del paciente. Se reconoce en el ECG porque la espiga cae en el QRS y lo deforma, por lo que este no se parece al del electroestímulo ni al propio del paciente. Otro detalle es que la T de este complejo también es diferente a los dos tipos de estímulos ventriculares (propio y electroestímulo).

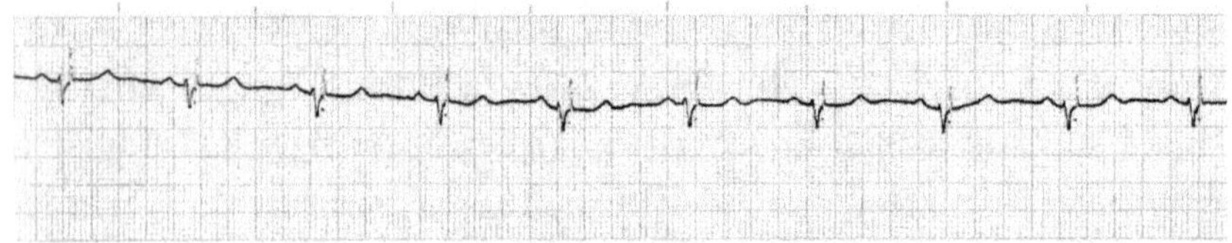

DII

Fig. 5.58. *Diagnóstico:* modo VDD. Sensaje auricular adecuado. Fallo de sensaje ventricular.

Interpretación: la onda P es sensada por el canal auricular, el impulso sinusal alcanza los ventrículos por el sistema de conducción normal con un PR de 180 ms. El canal ventricular del marcapasos no sensa la despolarización ventricular y estimula siguiendo la onda P, inscribiéndose la espiga por detrás del QRS sin ningún efecto porque cae al final de la despolarización ventricular.

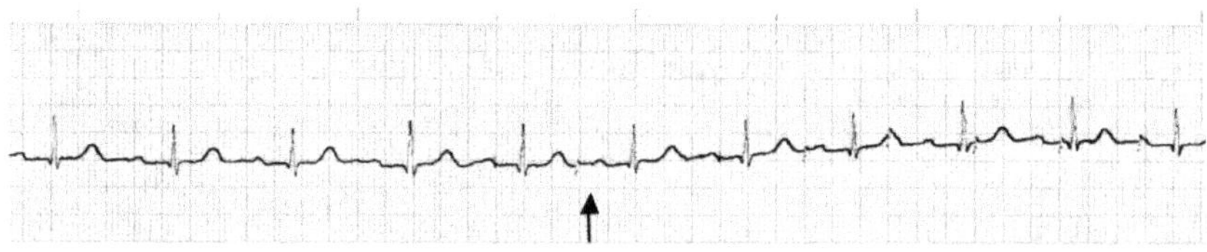

DII

Fig. 5.59. Diagnóstico: modo VVI. Sensaje ventricular adecuado. Fallo de estimulación ventricular.

Interpretación: ritmo sinusal con una frecuencia de 74/min, conducción auriculoventricular normal sensada por el marcapasos. Al colocar el imán sobre la bolsa del dispositivo (flecha) comienza a estimular de forma asincrónica a 100/min, se observan las espigas que no estimulan y se inscriben en el ECG sin relación con la P ni con el QRS.

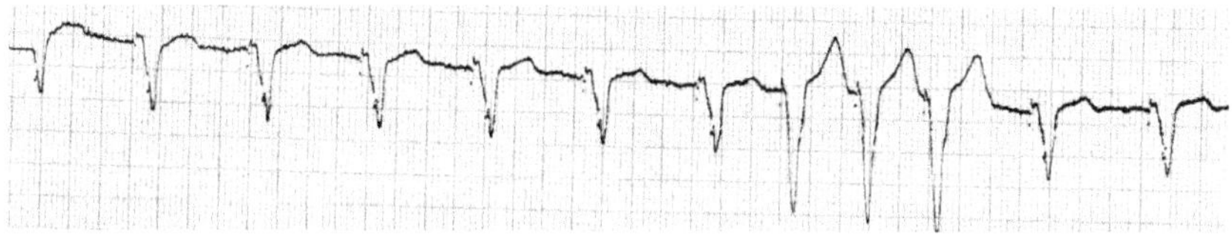

DII

Fig. 5.60. Diagnóstico: modo DDD. Estimulación bipolar de ambas cámaras. Taquicardia mediada por marcapasos.

Interpretación: inicialmente el marcapasos sensa la onda P y estimula en los ventrículos. A continuación aparecen 3 electroestímulos con una frecuencia de 125/min en relación con taquicardia inducida por el dispositivo. Esta arritmia es de origen electrónico y se conjuga la fisiología normal del enfermo con la estimulación doble cámara. Aquí se produce conducción auricular retrógrada, la cual es sensada por el canal ventricular que vuelve a estimular al ventrículo y a conducirse nuevamente a la aurícula, repitiéndose sucesivamente este fenómeno, dando lugar a una taquicardia de asa cerrada.

Bibliografía

Agarwal, S.; Tuzcu, E. M.; Desai, M. Y.; Smedira, N.; Lever, H. M.; Lytle, B. W y Kapadia, S. R. (2010). «Updated Meta-Analysis of Septal Alcohol Ablation Versus Myectomy for Hypertrophic Cardiomyopathy». *Journal of the American College of Cardiology* 55 (8): 823-834.

Alam, M.; Dokainish, H. y Lakkis, N. M. (2009). «Hypertrophic Obstructive Cardiomyopathy-Alcohol Septal Ablation vs. Myectomy: A Meta-Analysis». *European Heart Journal* 30 (9): 1080-1087.

Alboni, P.; Menozzi, C.; Brignole, M.; Paparella, N.; Gaggioli, G.; Lolli, G. y Cappato, R. (1997). «Effects of Permanent Pacemaker and Oral Theophylline in Sick Sinus Syndrome the THEOPACE Study: A Randomized Controlled Trial». *Circulation* 96 (1): 260-266.

Andersen, H. R.; Thuesen, L.; Bagger, J. P.; Vesterlund, T. y Thomsen, P. E. (1994). «Prospective Randomised Trial of Atrial Versus Ventricular Pacing in Sick-Sinus Syndrome». *Lancet* 344 (8936): 1523-1528.

Antman, E. M. y Morrow, D. A. (2013). «Infarto de miocardio con elevación del segmento ST: tratamiento». En Bonow, R. O.; Mann, D. L.; Zipes, D. P. y Lobby, P. (eds.), *Braunwald. Tratado de cardiología*. Barcelona: Gea Consultoría Editorial, S. L., 1166-1169.

Arandia Guzmán, J.; Céspedes Soto, P.; Ríos Tordoya, G. y García Fernández, H. (2010, septiembre). «Indications for Permanent Pacemaker Implant Patients who Came to "Marcapasos International Campaign 2009" Made in the Hospital Viedma». *Revista médica* (Cochabamba)

21 (1): 26-32. Recuperado de http://www.revistasbolivianas.org.bo/scielo.php?script=sci_arttext&pid=S2074-46092010000100005&lng=es, última visita, 25/09/2015.

Auricchio, A.; Stellbrink, C.; Butter, C.; Sack, S.; Vogt, J.; Misier, A. R., Böcker, D.; Block, M.; Kirkels, J. H.; Kramer, A. y Huvelle, E. (2003). «Clinical Efficacy of Cardiac Resynchronization Therapy Using Left Ventricular Pacing in Heart Failure Patients Stratified by Severity of Ventricular Conduction Delay». *Journal of the American College of Cardiology* 42 (12): 2109-2116.

Avasthi, K.; Gupta, S. y Avasthi, G. (2003). «An Unusual Case of Complete Heart Block with Triplet Pregnancy». *Indian Heart Journal* 55 (6): 641-642.

Bar-Cohen, Y.; Berul, C. I.; Alexander, M. E.; Fortescue, E. B.; Walsh, E. P; Triedman, J. K. y Cecchin, F. (2006). «Age, Size, and Lead Factors Alone Do not Predict Venous Obstruction in Children and Young Adults with Transvenous Lead Systems». *Journal of Cardiovascular Electrophysiology* 17 (7): 754-759.

Bates, M. G.; Matthews, I. G.; Fazal, I. A. y Turley, A. J. (2011). «Postoperative Permanent Pacemaker Implantation in Patients Undergoing Trans-Catheter Aortic Valve Implantation: What Is the Incidence and Are There any Predicting Factors?». *Interactive Cardiovascular and Thoracic Surgery* 12 (2): 243-253.

Beaufort-Krol, G. C.; Schasfoort-van Leeuwen, M. J.; Stienstra, Y. y Bink-Boelkens, M. T. (2007). «Longitudinal Echocardiographic Follow-Up in Children with Congenital Complete Atrioventricular Block». *Pacing and Clinical Electrophysiology* 30 (11): 1339-1343.

Behar, S.; Zissman, E.; Zion, M.; Hod, H.; Goldbourt, U.; Reicher-Reiss, H.; Shalev, Y.; Kaplinsky, E. y Caspi, A. (1993). «Prognostic Significance of Second-Degree Atrioventricular Block in Inferior Wall Acute Myocardial Infarction. SPRINT Study Group». *The American Journal of Cardiology* 72 (11): 831-834.

Blanco, P. (2010). *Marcapasos Cardíaco Transitorio Transvenoso.* Buenos Aires: Hospital Municipal Dr. Emilio Ferreyra, Necochea.

Breivik, K.; Ohm, O. J. y Segadal, L. (1979). «Sick Sinus Syndrome Treated with Permanent Pacemaker in 109 Patients. A Follow-Up Study». *Acta Medica Scandinavica* 206 (3): 153-159.

Brignole, M.; Alboni, P.; Benditt, D.; Bergfeldt, L.; Blanc, J.-J.; Bloch Thomsen, P. E.; Gert van Dijk, J.; Fitzpatrick, A.; Hohnloser, S.; Janousek, J.; Kapoor, W.; Kenny, R. A.; Kulakowski, P.; Masotti, G.; Moya, A.; Raviele, A.; Sutton, R.; Theodorakis, G.; Ungar, A. y Wieling, W. (2004). «Guidelines on Management (Diagnosis and Treatment) of Syncope. Update 2004». *Europace* 6 (6): 467-537.

— y Menozzi, C. (2011). «The Natural History of Carotid Sinus Syncope and the Effect of Cardiac Pacing». *Europace* 13 (4): 462-464.

—; Auricchio, A.; Barón-Esquivias, G.; Bordachar, P.; Boriani, G.; Breithardt, O.-A.; Cleland, J.; Deharo, J.-C.; Delgado, V.; Elliott, P. M.; Gorenek, B.; Israel, C. W.; Leclercq, C.; Linde, C.; Mont, L.; Padeletti, L.; Sutton, R. y Vardas, P. E. (2014). «Guía de práctica clínica de la Sociedad Europea de Cardiología 2013 sobre estimulación cardiaca y terapia de resincronización cardiaca». *Revista Española de Cardiología* 67 (1): 58.e1-58.e60. Recuperado de http://www.revespcardiol.org/es/guia-practica-clinica-esc-2013/articulo/90263715/, última visita, 25/09/2015.

Brodell, G. K.; Cosgrove, D.; Schiavone, W.; Underwood, D. A. y Loop, F. D. (1991). «Cardiac Rhythm and Conduction Disturbances in Patients Undergoing Mitral Valve Surgery». *Cleveland Clinic Journal of Medicine* 58 (5): 397-399.

Bruckheimer, E.; Berul, C.; Kopf, G. S.; Hill, S. L.; Warner, K. A.; Kleinman, C. S.; Rosenfeld, L. E. y Nehgme, R. A. (2002). «Late Recovery of Surgically-Induced Atrioventricular Block in Patients with Congenital Heart Disease». *Journal of Interventional Cardiac Electrophysiology* 6 (2): 191-197.

Carvajal, A. L. (2004). «Indicaciones de implante de marcapasos en pacientes con IAM». En Duque, M.; Uribe, W. y Medina, E. (eds.), *Marcapasos y desfibriladores*. Bogotá: Editorial Colina, 24-27.

Cheng, A.; Landman, S. R. y Stadler, R. W. (2012). «Reasons for Loss of Cardiac Resynchronization Therapy Pacing: Insights from 32.844 Patients. Circulation». *Arrhythmia Electrophysiology* 5 (5): 884-888.

Chung, M. K. (2000). «Cardiac Surgery: Postoperative Arrhythmias». *Critical Care Medicine* 28 (10, suplemento), N136-N144.

Claesson, J.-E.; Kristensson, B.-E.; Edvardsson, N. y Wahrborg, P. (2007). «Less Syncope and Milder Symptoms in Patients Treated with Pacing for Induced Cardio-Inhibitory Carotid Sinus Syndrome: A Randomized Study». *Europace* 9 (10): 932-936.

Col, J. J. y Weinberg, S. L. (1972). «The Incidence and Mortality of Intraventricular Conduction Defects in Acute Myocardial Infarction». *The American Journal of Cardiology* 29 (3): 344-350.

Coma Samartín, R.; Ruiz Mateas, F.; Fidalgo Andrés, M. L.; Del Ojo González, J. L. y Pérez Álvarez, L. (2012). «Registro Español de Marcapasos. X Informe Oficial de la Sección de Estimulación Cardiaca de la Sociedad Española de Cardiología (2011)». *Revista Española de Cardiología* 65 (12): 1117-1132. Recuperado de http://pdf.revespcardiol.org/watermark/ctl_servlet?_f=10&pident_articulo=90165282&pident_usuario=0&pcontactid=&pident_revista=25&ty=60&accion=L&origen=cardio&web=www.revespcardiol.org&lan=es&fichero=25v65n12a90165282pdf001.pdf, última visita, 25/09/2015.

Connelly, D. T. y Steinhaus, D. M. (1996, marzo). «Mobitz Type I Atrioventricular Block: An Indication for Permanent Pacing?». *Pacing and Clinical Electrophysiology* 19 (3): 261-264.

Connolly, S. J.; Kerr, C.; Gent, M. y Yusuf, S. (1996, agosto). «Dual-Chamber Versus Ventricular Pacing. Critical Appraisal of Current Data». *Circulation* 94 (3): 578-583.

——; Kerr, C. R.; Gent, M.; Roberts, R. S.; Yusuf, S.; Gillis, A. M.; Sami, M. H.; Talajic, M.; Tang, A. S. L.; Klein, G. J.; Lau, C. y Newman, D. M. (2000). «Effects of Physiologic Pacing Versus Ventricular Pacing on the Risk of Stroke and Death Due to Cardiovascular Causes. Canadian Trial of Physiologic Pacing Investigators». *The New England Journal of Medicine* 342 (19): 1385-1391.

De Teresa, E.; Alzuela, J. y Cabrera-Bueno, F. (2010, enero-marzo). «Resincronización cardíaca, ¿cuáles son las perspectivas de futuro?». *Cardiocore* 45 (1): 11-14. Recuperado de http://zl.elsevier.es/es/revista/cardiocore-298/resincronizacion-cardiaca-cuales-son-las-perspectivas-futuro-13147979-preguntas-respuestas-2010, última visita, 25/09/2015.

Dewey, R. C.; Capeless, M. A. y Levy, A. M. (1987). «Use of Ambulatory Electrocardiographic Monitoring to Identify High-Risk Patients with Congenital Complete Heart Block». *The New England Journal of Medicine* 316 (14): 835-839.

Dini, P.; Laolongo, D. y Adinolfi, E. (1982). «Prognostic Value of His-Ventricular Conduction After Ajmaline Administration». En Masoni, A. y Albani, P. (eds.), *Cardiac Electrophysiology Today*. Londres: Academic Press, 515-522.

Domenighetti, G. y Perret, C. (1980). «Intraventricular Conduction Disturbances in Acute Myocardial Infarction: Short and Long-Term Prognosis». *European Journal of Cardiology* 11 (1): 51-59.

Edhag, O. y Swahn, A. (1976). «Prognosis of Patients with Complete Heart Block or Arrhythmic Syncope Who Were Not Treated with Artificial Pacemakers. A Long-Term Follow-Up Study of 101 Patients». *Acta Medica Scandinavica* 200 (6): 457-463.

Eldar, M.; Griffin, J. C.; Abbott, J. A.; Benditt, D.; Bhandari, A.; Herre, J. M.; Benson, D. W. y Scheinman, M. M. (1987). «Permanent Cardiac Pacing in Patients with the Long QT Syndrome». *Journal of the American College of Cardiology* 10 (3): 600-607.

Epstein, A. E.; DiMarco, J. P.; Ellenbogen, K. A.; Estes III, N. A. M.; Freedman, R. A.; Gettes, L. S.; Gillinov, A. M.; Gregoratos, G.; Hammill, S. C.; Hayes, D. L.; Hlatky, M. A.; Newby, L. K.; Page, R. L.; Schoenfeld, M. H.; Silka, M. J.; Stevenson, L. W. y Sweeney, M. O. (2008). «ACC/AHA/HRS 2008 Guidelines for Device-Based Therapy of Cardiac Rhythm Abnormalities: A Report of the American College of Cardiology/American Heart Association Task Force on Practice Guidelines. (Writing Committee to Revise the ACC/AHA/NASPE 2002 Guideline Update for Implantation of Cardiac Pacemakers and Antiarrhythmia Devices): Developed in Collaboration with the American Association for Thoracic Surgery and Society of Thoracic Surgeons». *Circulation* 117 (21): e350-e408.

European Heart Rhythm Association; Heart Rhythm Society; Fuster, V.; Rydén, L. E.; Cannom, D. S.; Crijns, H. J.; Curtis, A. B.; Ellenbogen, K. A.; Halperin, J. L.; Le Heuzey, J. Y.; Kay, G. N.; Lowe, J. E.; Olsson, S. B.; Prystowsky, E. N.; Tamargo, J. L.; Wann, S.; Smith Jr., S. C.; Jacobs, A. K.; Adams, C. D.; Anderson, J. L.; Antman, E. M.; Hunt, S. A.; Nishimura, R.; Ornato, J. P.; Page, R. L.; Riegel, B.; Priori, S. G.; Blanc, J. J.; Budaj, A.; Camm, A. J.; Dean, V.; Deckers, J. W.; Despres, C.; Dickstein, K.; Lekakis, J.; McGregor, K.; Metra, M.; Morais, J.; Osterspey, A.; Zamorano, J. L.; American College of Cardiology; American Heart Association Task Force on Practice Guidelines; European Society of Cardiology Committee for Practice Guidelines; Writing Committee to Revise the 2001 Guidelines for the Management of

Patients With Atrial Fibrillation (2006, agosto). «ACC/ AHA/ESC 2006 Guidelines for the Management of Patients with Atrial Fibrillation: A Report of the American College of Cardiology / American Heart Association Task Force on Practice Guidelines, the European Society of Cardiology Committee for Practice Guidelines (Writing Committee to Revise the 2001 Guidelines for the Management of Patients with Atrial Fibrillation)». *Journal of the American College of Cardiology* 48 (4): 854-906.

Feigl, D.; Ashkenazy, J. y Kishon, Y. (1984). «Early and Late Atrioventricular Block in Acute Inferior Myocardial Infarction». *Journal of the American College of Cardiology* 4 (1): 35-38.

Figa, F. H.; McCrindle, B. W.; Bigras, J. L.; Hamilton, R. M. y Gow, R. M. (1997). «Risk Factors for Venous Obstruction in Children with Transvenous Pacing Leads». *Pacing and Clinical Electrophysiology* 20 (8 pt. 10): 1902-1909.

Flinn, C. J.; Wolff, G. S.; Dick II, M.; Campbell, R. M.; Borkat, G.; Casta, A.; Hordof, A.; Hougen, T. J.; Kavey, R.-E.; Kugler, J.; Liebman, J.; Greenhouse, J. y Hees, P. (1984). «Cardiac Rhythm After the Mustard Operation for Complete Transposition of the Great Arteries». *The New England Journal of Medicine* 310 (25): 1635-1638.

Freidberg, C. K.; Donoso, E. y Stein, W. G. (1964). «Nonsurgical Acquired Herat Block». *Annals of the New York Academy Sciences* 111: 835-847.

Gang, U. J.; Hvelplund, A.; Pedersen, S.; Iversen, A.; Jøns, C.; Abildstrøm, S. Z.; Haarbo, J.; Jensen, J. S.; Thomsen, P. E. (2012, noviembre). «High Degree Atrioventricular

Block Complicating ST-Segment Elevation Myocardial Infarction in the Era of Primary Percutaneous Coronary Intervention». *Europace* 14 (11): 1639-1645.

Garillo, R. y Moreno Álvarez, M. (2011, junio). «Marcapasos cardiacos. Estimulación desde el ventrículo derecho: beneficios y perjuicios a la luz de la experiencia actual». *Revista Costarricense de Cardiología* 13 (1): 19-22. Recuperado de http://www.scielo.sa.cr/scielo.php?script=sci_arttext&pid=S1409-41422011000100004, última visita, 25/09/2015.

Ginks, W. R.; Sutton, R.; Oh, W. y Leatham, A. (1977). «Long-Term Prognosis After Acute Anterior Infarction with Atrioventricular Block». *British Heart Journal* 39 (2): 186-189. Recuperado de http://www.ncbi.nlm.nih.gov/pmc/articles/PMC483214/, última visita, 25/09/2015.

——; Sutton, R.; Oh, W. y Leatham, A. (1997, febrero). «Long-Term Prognosis After Acute Anterior Infarction with Atrioventricular Block». *British Heart Journal* 39 (2): 186-189. Recuperado de http://www.ncbi.nlm.nih.gov/pmc/articles/PMC483214/, última visita, 25/09/2015.

Glikson, M.; Dearani, J. A.; Hyberger, L. K.; Schaff, H. V.; Hammill, S. C. y Hayes, D. L. (1997). «Indications, Effectiveness, and Long-Term Dependency in Permanent Pacing After Cardiac Surgery». *The American Journal of Cardiology* 80 (10): 1309-1313.

Gregoratos, G.; Abrams, J.; Epstein, A. E.; Freedman, R. A.; Hayes, D. L.; Hlatky, M. A.; Kerber, R. E.; Naccarelli, G. V.; Schoenfeld, M. H.; Silka, M. J.; Winters, S. L.; Gibbons, R. J.; Antman, E. M.; Alpert, J. S.; Gregoratos, G.; Hiratzka, L. F.; Faxon, D. P.; Jacobs, A.

K.; Fuster, V. y Smith Jr., S. C. (2002). «ACC/AHA/ NASPE 2002 Guideline Update for Implantation of Cardiac Pacemakers and Antiarrhythmia Devices: Summary Article. A Report of the American College of Cardiology / American Heart Association Task Force on Practice Guidelines (ACC/AHA/NASPE Committee to Update the 1998 Pacemaker Guidelines)». *Circulation* 106 (16): 2145-2161.

Gross, G. J.; Chiu, C. C.; Hamilton, R. M.; Kirsh, J. A. y Stephenson, E. A. (2006). «Natural History of Postoperative Heart Block in Congenital Heart Disease: Implications for Pacing Intervation». *Heart Rhythm* 3 (5): 601-604.

Higgins, S. L.; Hummel, J. D.; Niazi, I. K.; Giudici, M. C.; Worley, S. J.; Saxon, L. A.; Boehmer, J. P.; Higginbotham, M. B.; De Marco, T.; Foster, E. y Yong, P. G. (2003). «Cardiac Resynchronization Therapy for the Treatment of Heart Failure in Patients with Intraventricular Conduction Delay and Malignant Ventricular Tachyarritmias». *Journal of the American College Cardiology* 42 (8): 1454-1459.

Hindman, M. C.; Wagner, G. S.; JaRo, M.; Atkins, J. M.; Scheinman, M. M.; DeSanctis, R. W.; Hutter Jr., A. H.; Yeatman, L.; Rubenfire, M.; Pujura, C.; Rubin, M. y Morris, J. J. (1978, octubre). «The Clinical Significance of Bundle Branch Block Complicating Acute Myocardial Infarction: Indications for Temporary and Permanent Pacemaker Insertion». *Circulation* 58 (4): 689-699.

Jaeger, F. J.; Trohman, R. G.; Brener, S. y Loop, F. (1994). «Permanent Pacing Following Repeat Cardiac Valve Surgery». *The American Journal Cardiology* 74 (5): 505-507.

Jaeggi, E. T.; Hamilton, R. M.; Silverman, E. D.; Zamora, S. A. y Hornberger, L. K. (2002). «Outcome of Children with Fetal, Neonatal or Childhood Diagnosis of Isolated Congenital Atrioventricular Block. A Single Institution's Experience of 30 Years». *Journal of American College of Cardiology* 39 (1): 130-137.

James, T. N. (1962). «Observations on the Cardiovascular Involvement, Including the Conduction System, in Progressive Muscular Dystrophy». *American Heart Journal* 63: 48-56.

Jeffrey, K. y Parsonnet, V. (1998). «Cardiac Pacing, 1960-1985: A Quarter Century of Medical and Industrial Innovation». *Circulation* 97 (19): 1978-1991.

Jim, M. H.; Chan, A. O.; Tse, H. F.; Barold, S. S. y Lau, C. P. (2010). «Clinical and Angiographic Findings of Complete Atrioventricular Block in Acute Inferior Myocardial Infarction». *Annals of the Academy of Medicine, Singapore* 39 (3): 185-190.

Khairy, P.; Landzberg, M. J.; Gatzoulis, M. A.; Mercier, L. A.; Fernandes, S. M.; Côté, J.-M.; Lavoie, J.-P.; Fournier, A.; Guerra, P. G.; Frogoudaki, A.; Walsh, E. P. y Dore, A. (2006). «Transvenous Pacing Leads and Systemic Thromboemboli in Patients with Intracardiac Shunts: A Multicenter Study». *Circulation* 113 (20): 2391-2397.

Khan, F. Z.; Virdee, M. S.; Palmer, C. R.; Pugh, P. J.; O'Halloran, D.; Elsik, M.; Read, P. A.; Begley, D.; Fynn, S. P. y Dutka, D. P. (2012). «Targeted Left Ventricular Lead Placement to Guide Cardiac Resynchronization Therapy: The TARGET Study. A Randomized, Controlled Trial». *Journal of Cardiovascular Electrophysiology* 59 (17): 1509-1518.

Khawaja, M. Z.; Rajani, R.; Cook, A.; Khavandi, A.; Moynagh, A.; Chowdhary, S.; Spence, M. S.; Brown, S.; Khan, S. Q.; Walker, N.; Trivedi, U.; Hutchinson, N.; De Belder, A. J.; Moat, N.; Blackman, D. J.; Levy, R. D.; Manoharan, G.; Roberts, D.; Khogali, S. S.; Crean, P.; Brecker, S. J.; Baumbach, A.; Mullen, M.; Laborde, J. C. y Hildick-Smith, D. (2011). «Permanent Pacemaker Insertion After CoreValve Transcatheter Aortic Valve Implantation: Incidence and Contributing Factors (the UK Core Valve Collaborative)». *Circulation* 123 (9): 951-960.

Kim, M. H.; Deeb, G. M.; Eagle, K. A.; Bruckman, D.; Pelosi, F.; Oral, H.; Sticherling, C.; Baker, R. L.; Chough, S. P.; Wasmer, K.; Michaud, G. F.; Knight, B. P.; Strickberger, S. A. y Morady, F. (2001). «Complete Atrioventricular Block After Valvular Heart Surgery and the Timing of Pacemaker Implantation». *The American Journal of Cardiology* 87 (5): 649-651 y 610.

Klug, D.; Vaksmann, G.; Jarwé, M.; Wallet, F.; Francart, C.; Kacet, S. y Rey, C. (2003). «Pacemaker Lead Infection in Young Patients». *Pacing and Clinical Electrophysiology* 26 (7 pt. 1): 1489-1493.

Kusumoto, F. M. y Goldschlager, N. (1996). «Cardiac Pacing». *The New England Journal of Medicine* 334 (2): 89-97.

Labadet, C. (2009, julio-agosto). «Consenso de marcapasos y resincronizadores. Consenso Argentino SAC». *Revista Argentina de Cardiología* 77 (4): 312-327. Recuperado de http://www.scielo.org.ar/scielo.php?script=sci_art text&pid=S1850-37482009000400015, última visita, 25/09/2015.

Lamas, G. A.; Orav, E. J.; Stambler, B. S.; Ellenbogen, K. A.; Sgarbossa, E. B.; Huang, S. K.; Marinchak, R. A.; Estes, N. A.; Mitchell, G. F.; Lieberman, E. H.; Mangione, C. M. y Goldman, L. (1988). «Quality of Life and Clinical Outcomes in Elderly Patients Treated with Ventricular Pacing as Compared with Dual-Chamber Pacing. Pacemaker Selection in the Elderly Investigators». *The New England Journal of Medicine* 338 (16): 1097-1104.

—; Lee, K. L.; Sweeney, M. O.; Silverman, R.; Leon, A.; Yee, R.; Marinchak, R. A.; Flaker, G.; Schron, E.; Orav, E. J.; Hellkamp, A. S.; Greer, S.; McAnulty, J.; Ellenbogen, K.; Ehlert, F.; Freedman, R. A.; Estes III, M.; Greenspon, A. y Goldman, L. (2002). «Ventricular Pacing or Dual-Chamber Pacing for Sinus-Node Dysfunction». *The New England Journal of Medicine* 346 (24): 1854-1862.

Leonardi, R. A.; Kransdorf, E. P.; Simel, D. L. y Wang, A. (2010). «Meta-Analyses of Septal Reduction Therapies for Obstructive Hypertrophic Cardiomyopathy: Comparative Rates of Overall Mortality and Sudden Cardiac Death After Treatment». *Circulation: Cardiovascular Interventions* 3 (2): 97-104.

Luderitz, B. (2002). «We Have Come a Long Way with Device Therapy: Historical Perspectives on Antiarrhythmic Electrotherapy». *Journal of Cardiovascular Electrophysiology* 13 (1 sup.): 2-8.

Meine, T. J.; Al-Khatib, S. M.; Alexander, J. H., Granger, C. B.; White, H. D.; Kilaru, R.; Williams, K.; Ohman, E. M.; Topol, E.; Califf, R. M. (2005). «Incidence, Predictors, and Outcomes of High-Degree Atrioventricular Block Complicating Acute Myocardial Infarction Treated with

Thrombolytic Therapy». *American Heart Journal* 149 (4): 670-674.

Melton, I. C.; Gilligan, D. M.; Wood, M. A. y Ellenbogen, K. A. (1999). «Optimal Cardiac Pacing After Heart Transplantation». *Pacing and Clinical Electrophysiology* 22 (10): 1510-1527.

Meri, O.; Ilan, M.; Oren, A.; Fink, D.; Deeb, M.; Bitran, D.; Silberman, S. (2009). «Permanent Pacemaker Implantation Following Cardiac Surgery: Indications and Long-Term Follow-Up». *Pacing and Clinical Electrophysiology* 32 (1): 7-12.

Morales López, A.; Valero Caballero, G. y Ramírez Lana, L. (1995). «Implantación de marcapasos definitivos: nuestra experiencia en 500 pacientes». *Revista Cubana de Enfermería* 11 (1): 7-8. Recuperado de http://scielo.sld.cu/scielo.php?script=sci_arttext&pid=S0864-03191995000100004, última visita, 25/09/2015.

Moss, A. J.; Glaser, W. y Topol, E. (1980). «Atrial Tachypacing in the Treatment of a Patient with Primary Orthostatic Hypotension». *The New England Journal of Medicine* 302 (26): 1456-1457.

Moya, A.; García-Civera, R.; Croci, F.; Menozzi, C.; Brugada, J.; Ammirati, F.; Del Rosso, A.; Bellver-Navarro, A.; García-Sacristán, J.; Bortnik, M.; Mont, L.; Ruiz-Granell, R.; Navarro, X. (2011). «Diagnosis, Management, and Outcomes of Patients with Syncope and Bundle Branch Block». *European Heart Journal* 32 (12): 1535-1541.

Muñoz Bono, J.; Prieto Palomino, M. A.; Macías Guarasa, I.; Hernández Sierra, B.; Jiménez Pérez, G.; Curiel Balsera, E.; Quesada García, G. (2011, octubre). «Eficacia y seguridad de la implantación de marcapasos transvenosos transitorios en una unidad de cuidados intensivos». *Medicina Intensiva* 35 (7): 410-416. Recuperado de http://scielo.isciii.es/scielo.php?script=sci_arttext&pid=S0210-56912011000700003&lng=es, última visita, 25/09/2015.

Newby, K. H.; Pisano, E.; Krucoff, M. W.; Green, C. y Natale, A. (1996). «Incidence and Clinical Relevance of the Occurrence of Bundle-Branch Block in Patients Treated with Thrombolytic Therapy». *Circulation* 94 (10): 2424-2428.

Nicolás-Martí, C. J.; Jiménez Gómez, N.; Calonge Arabaolaza, B. y Gómez Rufete, M. D. (2007). «Marcapasos transitorios». En Argibay Pytlik, V.; Gómez Fernández, M.; Jiménez Pérez, R.; Santos Vélez, S. y Serrano Poyato, C. (eds.), *Manual de Enfermería en Cardiología Intervencionista y Hemodinámica. Protocolos unificados*. Madrid: Asociación Española de Enfermería en Cardiología, 271-277.

Olgin, J. E. y Zipes, D. P. (2013). «Arritmias específicas: diagnóstico y tratamiento». En Bonow, R. O.; Mann, D. L.; Zipes, D. P. y Lobby, P. (eds.), *Braunwald. Tratado de cardiología*. Barcelona: Gea Consultoría Editorial, S. L., 821-831.

Parry, S. W.; Richardson, D.; O'Shea, D.; Sen, B. y Kenny, R. (2000). «Diagnosis of Carotid Sinus Hypersensitivity in Older Adults: Carotid Sinus Massage in the Upright Position is Essential». *Heart* 83 (1): 22-23.

Perloff, J. K.; Stevenson, W. G.; Roberts, N. K.; Cabeen, W. y Weiss, J. (1984) «Cardiac Involvement in Myotonic Muscular Dystrophy (Steinert's Disease): A Prospective Study of 25 Patients». *The American Journal of Cardiology* 54 (8): 1074-1081.

Ramírez Lana, L.; Segura Pujal, L. y Chunllo Quishpi, R. (2012, septiembre-octubre). «Marcapaso unicameral con simulación bicameral: presentación de un caso». *Archivos médicos de Camagüey* 16 (5): 637-643. Recuperado de http://scielo.sld.cu/scielo.php?pid=S1025-02552012000500013&script=sci_arttext, última visita, 25/09/2015.

Reade, M. C. (2007). «Temporary Epicardial Pacing after Cardiac Surgery: A Practical Review. Part 2: Selection of Epicardial Pacing Modes and Troubleshooting». *Anaesthesia* 62 (4): 364-373.

Rein, A. J.; Simcha, A.; Ludomirsky, A.; Appelbaum, A.; Uretzky, G. y Tamir, I. (1985). «Symptomatic Sinus Bradycardia in Infants with Structurally Normal Hearts». *The Journal of Pediatrics* 107 (5): 724-727.

Reyes Sánchez, R. E.; Salas Fabré, A.; García Salas, E. A.; Rodulfo García, M. e Infante Carbonell, M. C. (2011, marzo). «Miocardiopatía restrictiva en un anciano». *MEDISAN* 15 (3): 369-373. Recuperado de http://scieloprueba.sld.cu/scielo.php?script=sci_arttext&pid=S1029-30192011000300015, última visita, 25/09/2015.

Rinfret, S.; Cohen, D. J.; Lamas, G. A.; Fleischmann, K. E.; Weinstein, M. C.; Orav, J.; Schron, E.; Lee, K. L. y Goldman, L. (2005, enero). «Cost-Effectiveness of Dual-Chamber Pacing Compared with Ventricular Pacing for Sinus Node Dysfunction». *Circulation* 111 (2): 165-172.

Robledo Nolasco, R.; Méndez Mendoza, F.; Ruiz Soto, J. C.; Trujillo Cortés, R.; Blanco Canto, M.; Jiménez Valverde, A.; Reyes Barrera, V.; Gómez Álvarez, E.; Sandoval Cerda, C. y Méndez Vidrio, M. C. (2005, septiembre).

«Implantación de marcapasos definitivos en programa de cirugía ambulatoria». *Archivos de Cardiología de México* 75 (3): 290-295. Recuperado de http://www.scielo.org.mx/scielo.php?script=sci_arttext&pid=S1405-99402005000300006&lng=es, última visita, 25/09/2015.

Roskam, J. (1930). *Un syndrome nouveau, syncopes cardiaques graves et syncopes répétées par hyperréflectivité sino-carotidienne.* París: Masson.

Sánchez Pérez, I. y Hernández Madrid, A. (2009). *Nociones básicas sobre marcapasos y desfibriladores automáticos implantables.* Madrid: Hospital Universitario Ramón y Cajal.

Sasaki, Y.; Shimotori, M.; Akahane, K.; Yonekura, H.; Hirano, K.; Endoh, R.; Koike, S.; Kawa, S.; Furuta, S. y Homma, T. (1988). «Long-Term Follow-Up of Patients with Sick Sinus Syndrome: A Comparison of Clinical Aspects Among Unpaced, Ventricular Inhibited Paced, and Physiologically Paced Groups». *Pacing and Clinical Electrophysiology* 11 (11 pt. 1): 1575-1583.

Saxon, L. A.; Olshansky, B.; Volosin, K.; Steinberg, J. S.; Lee, B. K.; Tomassoni, G.; Guarnieri, T.; Rao, A.; Yong, P.; Galle, E.; Leigh, J.; Ecklund, F. y Bristow, M. R. (2009). «Influence of Left Ventricular Lead Location on Outcomes in the COMPANION Study». *Journal of Cardiovascular Electrophysiology* 20 (7): 764-768.

Silka, M. J.; Manwill, J. R.; Kron, J. y McAnulty, J. H. (1990). «Bradycardia-Mediated Tachyarrhythmias in Congenital Heart Disease and Responses to Chronic Pacing at Physiologic Rates». *The New England Journal of Medicine* 65 (7): 488-493.

Sipahi, I.; Chou, J. C.; Hyden, M.; Rowland, D. Y.; Simon, D. I. y Fang, J. C. (2012). «Effect of QRS Morphology on Clinical Event Reduction with Cardiac Resynchronization Therapy: Meta-Analysis of Randomized Controlled Trials». *American Heart Journal* 163 (2): 260-267.e3.

Stephenson, E. A.; Casavant, D.; Tuzi, J.; Alexander, M. E.; Law, I.; Serwer, G.; Strieper, M.; Walsh, E. P. y Berul, C. I. (2003). «Efficacy of Atrial Antitachycardia Pacing Using the Medtronic AT500 Pacemaker in Patients with Congenital Heart Disease». *The American Journal Cardiology* 92 (7): 871-876.

Strasberg, B.; Amat-Y-Leon, F.; Dhingra, R. C.; Palileo, E.; Swiryn, S.; Bauernfeind, R.; Wyndham, C. y Rosen, K. M. (1981, mayo). «Natural History of Chronic Second-Degree Atrioventricular Nodal Block». *Circulation* 63 (5): 1043-1049.

Sud, S.; Klein, G. J.; Skanes, A. C.; Gula, L. J.; Yee, R. y Krahn, A. D. (2007). «Implications of Mechanism of Bradicardia on Response to Pacing in Patients with Unexplained Syncope». *Europace* 9 (5): 312-318.

Sugrue, D. D.; Gersh, B. J.; Holmes Jr., D. R.; Wood, D. L.; Osborn, M. J. y Hammill, S. C. (1986). «Symptomatic "Isolated" Carotid Sinus Hypersensitivity: Natural History and Results of Treatment with Anticholinergic Drugs or Pacemaker». *Journal of the American College of Cardiology* 7 (1): 158-162.

Swerdlow, C. D.; Hayes, D. L. y Zipes, D. P. (2013). «Marcapasos y desfibriladores automáticos implantables». En Bonow, R. O.; Mann, D. L.; Zipes, D. P. y Lobby, P. (eds.), *Braunwald. Tratado de cardiología*. Barcelona: Gea Consultoría Editorial, S. L., 753-761.

Taylor, M. R.; Fain, P. R., Sinagra, G.; Robinson, M. L.; Robertson, A. D.; Carniel, E.; Di Lenarda, A.; Bohlmeyer, T. J.; Ferguson, D. A.; Brodsky, G. L.; Boucek, M. M.; Lascor, J.; Moss, A. C.; Li, W.-L. P.; Stetler, G. L.; Muntoni, F.; Bristow, M. R. y Mestroni, L. (2003). «Natural History of Dilated Cardiomyopathy Due to Lamin A/C Gene Mutations». *Journal of the American College of Cardiology* 41 (5): 771-780.

—; Slavov, D.; Ku, L.; Di Lenarda, A.; Sinagra, G.; Carniel, E.; Haubold, K.; Boucek, M. M.; Ferguson, D.; Graw, S. L.; Zhu, X.; Cavanaugh, J.; Sucharov, C. C.; Long, C. S.; Bristow, M. R.; Lavori, P. y Mestroni, L. (2007). «Prevalence of Desmin Mutations in Dilated Cardiomyopathy». *Circulation* 115 (10): 1244-1251.

Toff, W. D.; Camm, A. J. y Skehan, J. D. (2005). «Single-Chamber Versus Dual-Chamber Pacing for High-Grade Atrioventricular Block». *The New England Journal of Medicine* 353: 145-155.

Trohman, R. G.; Kim, M. H. y Pinski, S. L. (2004). «Cardiac Pacing: The State of the Art». *Lancet* 364 (9446): 1701-1719.

Vardas, P. E.; Auricchio, A.; Blanc, J.-J.; Daubert, J.-C.; Drexler, H.; Ector, H.; Gasparini, M.; Linde, C.; Bello Morgado, F.; Oto, A.; Sutton, R. y Trusz-Gluza, M. (2007). «Guías europeas de práctica clínica sobre marcapasos y terapia de resincronización cardiaca. Grupo de Trabajo de la Sociedad Europea de Cardiología (ESC) sobre marcapasos y terapia de resincronización cardiaca. Desarrollada en colaboración con la European Heart Rhythm Association». *Revista Española de Cardiología* 60 (12): 1272.e1-1272.e51. Recuperado de http://pdf.revespcardiol.org/watermark/ctl_servlet?_f=10&pident_articulo=13113933&pident_usuario=0&pcontactid=&pident_revista=25&ty=114&accion=L&origen=cardio&web=www.revespcardiol.org&lan=es&fichero=25v60n12a13113933pdf001.pdf, última visita, 25/09/2015.

Viana, P.; Dodera, A.; Dieste, T. y Pazos, D. (2007, septiembre). «Síndrome de Twiddler como causa de pérdida de captura ventricular en una paciente portadora de marcapaso definitivo». *Revista Uruguaya de Cardiología* 22 (2): 139-141. Recuperado de http://www.scielo.edu.uy/scielo.php?script=sci_arttext&pid=S1688-04202007000200009&lng=en., última visita, 25/09/2015.

Viera Valdés, B. (2009, septiembre-octubre). «Síndrome de marcapaso. Presentación de un caso: una propuesta de indicadores». *MediSur* 7 (5): 48-52. Recuperado de http://scielo.sld.cu/scielo.php?script=sci_arttext&pid=S1727-897X20090005000010&lng=es, última visita, 25/09/2015.

Villain, E.; Coastedoat-Chalumeau, N.; Marijon, E.; Boudjemline, Y.; Piette, J. C. y Bonnet, D. (2006). «Presentation and Prognosis of Complete Atrioventricular Block in Childhood, According to Maternal Antibody Status». *Journal of the American College of Cardiology* 48 (8): 1682-1687.

Villarrasa-Clemente, F. M.; García-Garmendia, J. L. y Pérez-Cano, B. (2014). «Marcapasos transitorio a través de bolsa pericárdica». *Revista Española de Cardiología* 67 (10):

851. Recuperado de http://www.revespcardiol.org/es/marcapasos-transitorio-traves-bolsa-pericardica/articulo/90349607/, última visita, 25/09/2015.

Weissman, P.; Chin, M. T. y Moss, A. J. (1992). «Cardiac Tachypacing for Severe Refractory Idiopathic Orthostatic Hypotension». *Annals of Internal Medicine* 116 (8): 650-651.

Wilkoff, B. L.; Cook, J. R.; Epstein, A. E.; Greene, H. L.; Hallstrom, A. P.; Hsia, H.; Kutalek, S. P. y Sharma, A. (2002). «Dual-Chamber Pacing or Ventricular Backup Pacing in Patients with an Implantable Defibrillator: The Dual Chamber and VVI Implantable Defibrillator (DAVID) Trial». *The Journal of the American Medical Association* 288 (24): 3115-3123.

Zayas Molina, R. (2009). «Conceptos básicos». En Zayas Molina, R. (ed.), *El electrocardiograma del paciente con marcapasos cardíaco*. La Habana: Editorial Ciencias Médicas, 1-18.

Zimetbaum, P. J. y Josephson, M. E. (2003). «Use of the Electrocardiogram in Acute Myocardial Infarction». *The New England Journal of Medicine* 348: 933-940.

www.ingramcontent.com/pod-product-compliance
Lightning Source LLC
LaVergne TN
LVHW010345200726
843507LV00010B/1654